骨科
徒手檢測法
掌握患者功能障礙的
物理治療
臨床案例

寫給專家與病患的
最新骨科徒手檢測法，
一看就懂！

編輯
松村將司
三木貴弘

翻譯
龔亭芬

U0072900

編輯序

這篇序文撰寫於2020年7月，時值COVID-19疫情肆虐全世界。究竟何時會結束？全世界的人每天抱持這個疑問生活在不安之中。COVID-19疫情的影響下，生活形態急速轉為線上化，在家就能參與各種講座課程，筆者所屬大學也不例外，開設不少線上課程，有時候我甚至必須對著電腦螢幕自言自語，上起課來難免有種孤單寂寞的感覺。

在這波線上化的趨勢中，我本身也參與不少線上課程。看著講師的臉聆聽課程，雖然方便且易於瞭解，但我也從中發現若要澈底學習，閱讀書籍終究還是最有效的方法，最大優點在於能夠按照自己的步調反覆閱讀學習。因此，筆者非常鼓勵讀者能夠善用這本書，詳細閱讀與學習。書中收錄許多臨床上經常使用的骨科徒手檢測法。日本國內其實已經出版不少徒手檢測的相關書籍，但多數出版年份久遠，而且也尚未有含實證在內且彙整得簡明易懂的書籍。本書依照各部位，將目前最新的骨科徒手檢測法基於實證進行歸納與解說。並且教大家如何根據患者主訴，選擇最適合的骨科徒手檢測方式。除此之外，書中也介紹各項檢測的相關內容，供大家實際進行檢測時作為參考。各檢測項目的最後也收錄筆者的經驗談，以及希望讀者能夠事先熟記的相關先備知識。

另一方面，能夠根據骨科徒手檢測結果進行診斷的只有醫生。對其他職種的醫護人員來說，檢測結果只能用於掌握患者的狀況與推測引起症狀的原因。為了推測誘因，必須正確進行各項檢測，本書盡可能詳細記載進行檢測時的重要注意事項與常見錯誤。並且使用大量圖片解說檢測時的起始姿勢與結束姿勢，包含全圖與重要部位的放大圖，必要時再加註應該用力的部位與多加留意的事項等等，盡可能讓讀者一看就能理解。相信只要詳細閱讀這本書，肯定能正確又安全地進行檢測。

最後，為了彙整目前最新獲得的實證資訊，筆者群花費極大心思與勞力在撰寫上，而且為了製作視覺上容易閱讀的圖片，也在拍照攝影上費盡心思。衷心感謝能夠理解這個理念且爽快接下這份工作的執筆團隊，藉此機會對隨時給予支援並協助處理的高橋祐太郎先生、小松朋寬先生致上最高謝意。

衷心期盼這本書能在臨床上給予讀者最大協助，讓患者重拾燦爛笑容。

2020年7月

松村將司、三木貴弘

執筆團隊一覽表

■ 編輯

松村將司
杏仁大學 保健學部 物理治療學科 講師

三木貴弘
札幌圓山骨科醫院 復健科 主任

■ 執筆團隊（依筆畫順序）

松村將司
杏仁大學 保健學部 物理治療學科 講師

坂　雅之
八王子運動骨科 復健中心

越野裕太
NTT東日本札幌醫院 復健中心

諸澄孝宜
北千葉骨科 復健部

栗原　靖
城西國際大學 福祉綜合學部 物理治療學科

三木貴弘
札幌圓山骨科醫院 復健科 主任

青山倫久
錦野診所 復健科

渡邊勇太
札幌圓山骨科醫院 復健科 主任

半田　瞳
TRIGGER RESEARCH LAB.

目錄

第**1**章

總論

骨科徒手檢測的意義

　　骨科徒手檢測的主要目的是鎖定肌肉骨骼系統功能出現障礙時所引發的症狀、症狀部位，以及原因。鎖定原因不僅為了實施正確且適當的治療，也為了排除其他可能引發症狀的原因。

　　舉例來說，針對頸椎神經根病變進行椎間孔擠壓測試（Spurling's test）。若檢測結果呈陽性，疑似罹患頸椎神經根病變；若檢測結果呈陰性，則加以排除。但這樣的方式絕對正確嗎？本項檢測的特異度為略高～高，敏感度不足（請參照P240），雖然結果呈陽性疑似頸椎神經根病變，但呈陰性時，也無法完全排除頸椎神經根病變的可能性。根據研究報告顯示，骨科徒手檢測確實已經獲得臨床研究的科學檢驗實證。一般來說，檢測會有相關敏感度、特異度、相似比等代表數值，醫護人員必須充分了解這些數值的含義（詳細內容請參照P4）。

　　近年來，相信沒聽過實證醫學（EBM：evidence-based medicine）這個詞的人應該愈來愈少了。實證醫學起源於1990年代，並且這個詞彙也於2000年代在日本迅速傳播開來。然而只是詞彙廣為普及，容易讓人誤解為「EBM＝科學證實具有效果的方法」。其實這是不正確的，根據Sackett等人[1]的定義，實證醫學指的是「謹慎地、明確地、明智地採用當前最佳證據，以作為照顧病人臨床決策之參考」。也就是說，「將最佳文獻證據、醫護人員的臨床經驗，以及患者的期望三者相結合，再做出對照顧病人最合適的醫療決策」（圖1）。

　　本書將為大家介紹骨科徒手檢測的評估精準度（敏感度、特異度、相似比），再根據這些資訊（科學依據），結合醫護人員‧患者的價值觀與能夠使用的資源，進一步制定治療決策，藉此實踐EBM。但礙於本書收錄的內容皆為執筆當時蒐集的資訊，懇請讀者能夠隨時確認是否有最新的研究報告。

　　進行骨科徒手檢測的過程中，掌握患者狀態，了解患者的病程進展，以及確實、謹慎施行都是非常重要的一環。透過檢測雖然能夠釐清發生於肌肉、關節、韌帶、神經、血管等的問題，但如果未能適當施行，恐有損害組織的危險性。因此，為了盡其所能地活用骨科徒手檢測所獲得的資訊，必須充分練習且累積經驗後，再小心地施行於患者身上。另一方面，骨科徒手檢測並非單一決定性指標，並非呈陽性就是○○病，呈陰性就不是○○病。因此，基於什麼目的採取骨科徒手檢測、敏感度‧特異度‧相似比數值各是多少，請務必充分理解各項檢測的含義後再加以實施。

圖 1　EBM 的構成要素

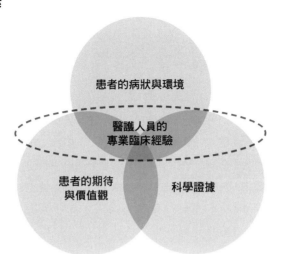

何謂敏感度、特異度、陽性·陰性
預測值、前測·後測機率、相似比

隨著醫療技術的進步，各式各樣的骨科徒手檢測法陸續出現也獲得科學驗證。但無論哪一種檢測，都不可能是能夠100%正確判定病症的「完全檢查」。當然了，並非要大家盲目施行骨科徒手檢測，而是要視實際情況且只進行必要的徒手檢測。然而，未能充分理解檢測代表的有用性，錯誤判斷「陽性＝異常」的情況依舊層出不窮。因此，進行骨科徒手檢測之前，必須先確實了解一些注意事項。以下列舉幾種具代表性的注意事項，在本書自P11起的各項檢測介紹中，也會清楚標示各檢測的敏感度、特異度和相似比。

敏感度和特異度

一般而言，敏感度或特異度為0.5（50％）時為不足；介於0.7～0.8（70～80％）為尚可；介於0.8～0.9（80～90％）為良好；0.9（90％）以上為高[1]。除此之外，也有類似**表1**的表現方式。本書的定義為69％以下視為「不足」；70～79％為「略高」；80％以上為「高」。

表1　敏感度·特異度的表現方式

範圍	表現
0.9～1.0	excellent
0.8～0.9	good
0.7～0.8	fair
0.6～0.7	poor
0.5～0.6	fail

引用自文獻2）

敏感度（圖1，4）

敏感度（sensitivity）是評估診斷測試性能的指標之一，有病的偵測率，也就是在有症狀的病患中，透過檢測判定為陽性結果的比率，稱為真陽性率。敏感度愈高的檢測中，並非只有出現症狀的人才判定為陽性，沒有症狀的人判定為陰性。而是無論有沒有症狀，**這些人都容易是陽性結果**，換句話說，這些人不容易是陰性結果。若再進一步進行不容易呈陰性的檢測後得到陰性結果，即可**將這項疾病（障礙）排除在外**（假陰性率低）。

舉例來說，以Wright test（賴德式測試）來檢查是否罹患胸廓出口症候群。本測試的敏感度為略高（70～90％），特異度不足（29～53％），當測試結果為陰性時，可排除罹患胸廓出口症候群的可能性高，但即便結果為陽性，也不能百分之百確定絕對是胸廓出口症候群。

圖1　敏感度

$$特異度 = \frac{真陰性}{真陽性＋假陰性}$$

| 敏感度高 | ➡ | 假陰性率低 | ➡ | 陰性預測值高 | ➡ | 有助於排除診斷 |

特異度（圖2，4）

　　特異度（specificity）是評估診斷測試性能的指標之一，沒病的偵測率。也就是在沒症狀的健康人士中，透過檢測判定為陰性的比率，也稱為真陰性率。

　　特異度愈高的檢測中，並非只有沒症狀的人判定為陰性，有症狀的人判定為陽性，而是無論有沒有症狀，**這些人都容易呈陰性結果**。換句話說，這些人不容易是陽性結果。若再進一步進行不容易呈陽性的檢測而獲得陽性結果，代表罹患這項疾病（障礙）的可能性非常高（假陽性率低）。

　　舉例來說，以Apley compression test（艾波利擠壓測試）檢查膝蓋半月板。本項測試的特異度高（80～90％），敏感度不足（13～16％），當檢測結果為陽性時，代表半月板損傷的可能性很高，但即便結果為陰性，也無法完全排除半月板損傷的可能性。

圖2　特異度

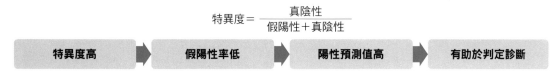

$$特異度 = \frac{真陰性}{假陽性＋真陰性}$$

| 特異度高 | ➡ | 假陽性率低 | ➡ | 陽性預測值高 | ➡ | 有助於判定診斷 |

圖3　敏感度和特異度皆高的示意圖

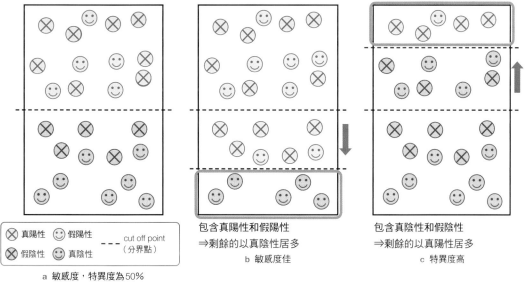

| ⊗ 真陽性　☺ 假陽性 | --- cut off point |
| ⊗ 假陰性　☺ 真陰性 | （分界點） |

a　敏感度，特異度為50％

包含真陽性和假陽性
⇒剩餘的以真陰性居多
b　敏感度佳

包含真陰性和假陰性
⇒剩餘的以真陽性居多
c　特異度高

陽性預測值和陰性預測值（圖4）

陽性預測值（PPV：positive predictive value）為檢測結果呈陽性且確實患有疾病（障礙）的有病者比率（真陽性）。

$$PPV = \frac{真陽性}{真陽性＋假陽性}$$

陰性預測值（NPV：negative predictive value）為檢測結果呈陰性且確實未患有疾病（障礙）的無病者比率（真陰性）。

$$NPV = \frac{真陽性}{假陰性＋真陰性}$$

圖4　2×2分割表

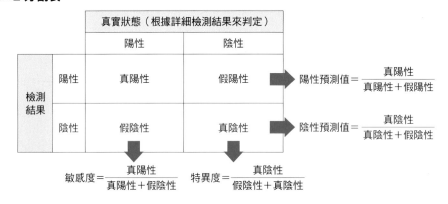

前測機率與後測機率

前測機率是指實施檢測之前，預測罹患該疾病（障礙）的機率，亦即盛行率，但檢測前幾乎沒有相關資訊，施測者也無相關經驗。前測機率的來源是基於檢測前實際問診等所得的各項資訊（當前病史、過去病史、家族病史等），再加上施測者自身的檢測經驗。前測機率愈高，陽性率愈高；前測機率愈低，陽性率也愈低。

而後測機率則是指檢測結果為陽性的條件下，患者罹患特定疾病（障礙）的機率。

相似比

相似比（LR：likelihood ratio）為真正罹病者得出檢測結果的機率與無病者得此結果的機率之比值。而相似比可以再分為陽性相似比─罹病者檢測出陽性結果的機率是無病者出現陽性結果的多少倍，以及陰性相似比─罹病者檢測出陰性結果的機率是無病者出現陰性結果的多少倍。

陽性相似比（LR＋）的計算方式為罹病者得陽性結果（真陽性）的比例，除以無病者得陽性結果（假陽性）的比例。換句話說，陽性相似比愈高且檢測結果為陽性的情況下，罹患該疾病的可能性愈高。

$$LR+ = \frac{真陽性}{假陽性} = \frac{敏感度}{1-特異度}$$

　　陰性相似比（LR-）的計算方式則為罹病者得陰性結果（真陰性）的比例，除以無病者得陰性結果（假陰性）的比例。換句話說，陰性相似比愈趨近於0且檢測結果為陰性的情況下，可排除該疾病的可能性愈高。

$$LR- = \frac{假陰性}{真陰性} = \frac{1-敏感度}{特異度}$$

　　另一方面，相似比為1時，表示狀態未明。相似比的定義如**表2**所示。

　　計算出相似比後，可以利用**圖5**所示的列線圖計算後測機率，也能夠以下列公式求得後測機率。

① 前測勝算 $= \dfrac{前測機率}{1-前測機率}$

② 前測勝算 × 相似比 ＝ 後測勝算

③ $\dfrac{後測勝算}{後測勝算+1} =$ 後測機率

　　舉例來說，前測機率為30%，相似比為5的頸椎神經根病變檢測，可以依照下列公式來計算。

① 前測勝算 $= \dfrac{0.30}{1-0.30} \fallingdotseq 0.43$

② $0.43 \times 5 = 2.15$

③ $\dfrac{2.15}{2.15+1} \fallingdotseq 0.683 \fallingdotseq 68.3\%$

　　也就是說，這項檢測結果若呈陽性，表示患者罹患頸椎神經根病變的後測機率為68.3%。

表2　相似比的呈現說明

LR+	LR-	比例解釋
＞10	＜0.10	機率變動幅度大
5～10	0.10～0.20	機率變動幅度中等
2～5	0.20～0.50	機率變動幅度輕微，但有時會有重要變化
1～2	0.50～1.0	機率變動幅度非常小

引用自文獻3）

圖 5　列線圖

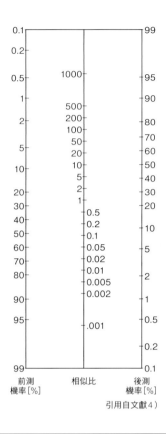

引用自文獻4）

總結

　　進行各項檢測之前，請務必先確實理解本項目所說明的專業用語與解讀方式，並且逐一確認各檢測的敏感度、特異度、LR＋、LR－。除此之外，自P11起的各項檢測介紹中，也會針對各檢測加以解釋說明。

③ 進行骨科徒手檢測時的注意事項

　　進行骨科徒手檢測時的注意事項和常見錯誤皆收錄於自P11起的各項檢測說明中，供各位讀者參閱。本單元僅列舉整體需要多加留心的一般注意事項。

①幾乎每項檢測都容易誘發症狀，請務必於實施檢測前向患者詳細說明。
②不過度壓迫，不過度施加力量。
③不進行診斷行為（醫師除外）。
④充分練習，並在熟練資深者的指導下進行檢測。

①：實施檢測之前若未能充分向患者進行說明，萬一造成症狀惡化，最糟情況恐演變成醫療訴訟。這種情況並非只限於骨科徒手檢測，實施任何醫療相關檢測之前，務必先行詳細說明，並且取得患者同意。
②：進行骨科徒手檢測時，為了釐清發生於肌肉、關節、韌帶、神經、血管等的問題，通常會直接‧間接施加壓力於患部上，但這個時候，過度壓迫或過度施力恐進一步誘發症狀，或者損害組織。骨科徒手檢測多半需要施以被動機械應力，所以務必充分理解這樣的檢測過程極可能造成患者有所損傷。
③：能夠透過骨科徒手檢測進行診斷行為的只有醫生。一般醫護人員僅能透過骨科徒手檢測結果掌握患者的狀態與病程發展。無論檢測結果為陽性或陰性，絕對不能有類似對患者說這是○○症或○○病等的診斷行為。這種情況恐會違反醫師法，請務必多加留意。
④：在②曾經說明過，進行骨科徒手檢測時多半需要施以被動機械應力，因此施測者若沒有事先充分練習，可能因為無法順利施行檢測而影響最終結果，或者造成患者身體組織的損傷。必須在熟練且資深的施測者指導下多加練習。倘若身邊沒有指導者，建議詳細閱讀本書收錄的檢測目地、方法、注意事項，以及常見錯誤等說明。

　　我們可以藉由骨科徒手檢測法獲得許多資訊，但相反的，我們也必須充分了解施行過程中可能帶來的風險。除此之外，不能單憑一項檢測進行判斷，最重要的是搭配數種檢測並多加考量敏感度、特異度等相關資訊。

第2章

踝關節

進行適當檢測的流程

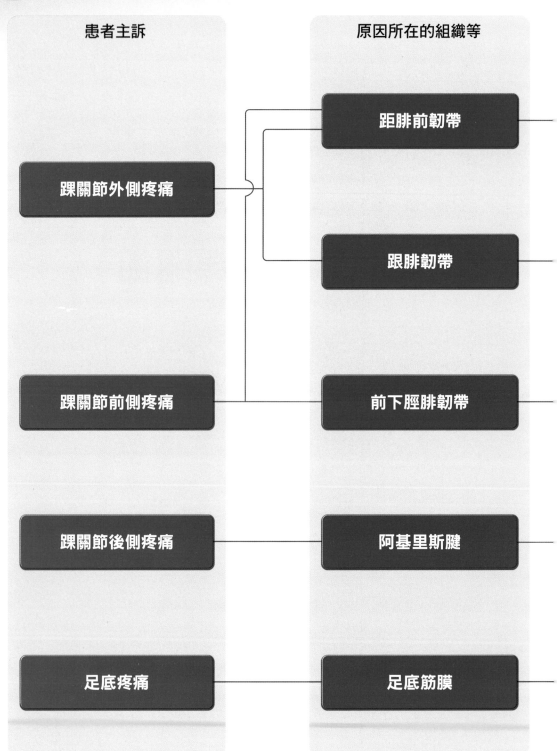

患者主訴	原因所在的組織等
	距腓前韌帶
踝關節外側疼痛	跟腓韌帶
踝關節前側疼痛	前下脛腓韌帶
踝關節後側疼痛	阿基里斯腱
足底疼痛	足底筋膜

檢測法

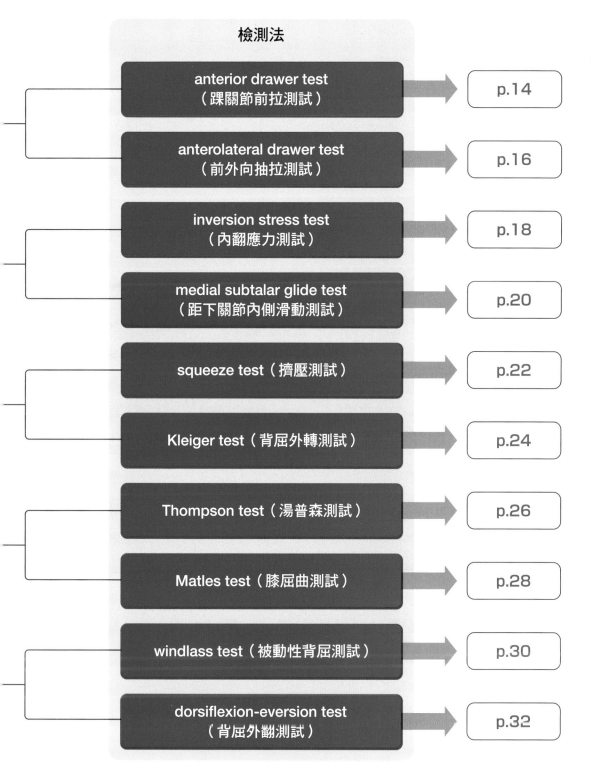

檢測法	
anterior drawer test（踝關節前拉測試）	p.14
anterolateral drawer test（前外向抽拉測試）	p.16
inversion stress test（內翻應力測試）	p.18
medial subtalar glide test（距下關節內側滑動測試）	p.20
squeeze test（擠壓測試）	p.22
Kleiger test（背屈外轉測試）	p.24
Thompson test（湯普森測試）	p.26
Matles test（膝屈曲測試）	p.28
windlass test（被動性背屈測試）	p.30
dorsiflexion-eversion test（背屈外翻測試）	p.32

anterior drawer test
（踝關節前拉測試）

| 目的 | ● 檢測距腓前韌帶損傷。
● 檢測距小腿關節構造不穩定。 |

| 方法 | ① 患者採仰臥姿勢或坐姿，膝關節屈曲且踝關節蹠屈10〜15度。（圖1，2 起始姿勢）
② 一手手掌支撐患者足底並抓握足跟，另一手從前方抓握小腿遠端加以固定（圖2 起始姿勢）。③ 用力使足跟從後方向前位移（圖2 結束姿勢）。 |

| 陽性結果 | ● 檢查側的外踝前方有內凹現象。
● 相比與非檢查側腳，向前位移量較大。向前位移量分為5級（0：低活動性，1：正常，2：輕度鬆弛，3：中度鬆弛，4：重度鬆弛）[1]。
陽性結果表示距腓前韌帶可能有不明原因的損傷。 |

| 檢測注意事項 | ● 患者主訴非檢查側腳有距腓前韌帶損傷的過往病史，因此必須仔細比較檢查側與非檢查側。
● 急性期間因疼痛和肌肉防禦性收縮易導致評估精準度下降，受傷5天後再進行檢測評估最為理想[2]。 |

| 評估精準度 | 評估精準度因各研究而異（表1）。單用本項檢測，評估視野可能過於狹隘，而根據Van Dijk等人的分析研究，如果結合其他症狀（疼痛或血腫）進行綜合評估，比較容易因為敏感度和特異度高、陰性相似比低於0.1，而檢測出有無距腓前韌帶損傷的情況。 |

表1　評估精準度

		敏感度（％）	特異度（％）	陽性相似比	陰性相似比
van Dijk CN等[2]	受傷48小時以內	71	33	1.06	0.88
	受傷5天後	96	84	6.0	0.05
Croy T等[1]		74〜83	38〜40	0.79〜1.27	0.9〜1.09
Hertel J等[3]		58	100	無限大	0.42

※ 根據Van Dijk等人的研究報告，評估精準度[2]來自於結合距腓前韌帶區域的疼痛、血腫、踝關節前拉測試的結果，並且以關節腔造影像為基準。
※ 根據Croy T等人的研究報告，評估精準度[1]為等級2（輕度鬆弛）以上視為陽性，並且以超音波影像診斷裝置所量測的腓骨與距骨間距離的向前移動量為基準。
※ 根據Hertel等人的研究報告，評估精準度[3]以有無踝關節扭傷過往病史為基準。

圖1　檢測姿勢

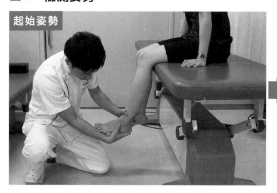
起始姿勢

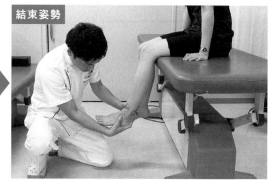
結束姿勢

圖2　檢測方法

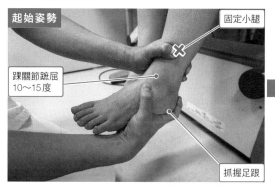
起始姿勢

固定小腿

踝關節蹠屈
10～15度

抓握足跟

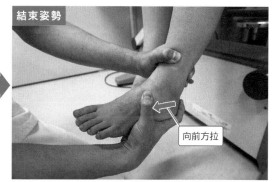
結束姿勢

向前方拉

＊圖中記號　→：施測者操作，×：施測者加以固定

✔ 常見錯誤

向前方拉的同時也往背屈方向拉動。這會導致阿基里斯腱變緊繃而無法充分向前拉動。

One point advice

膝關節屈曲比較不容易受到肌肉和肌腱緊繃的影響[4]。

圖3　關節內的動作

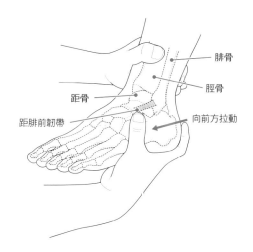

腓骨

脛骨

距骨

距腓前韌帶

向前方拉動

- anterolateral drawer test（前外向抽拉測試，圖4）[5]⋯檢測距腓前韌帶損傷、距小腿關節構造不穩定。

圖4　前外向抽拉測試

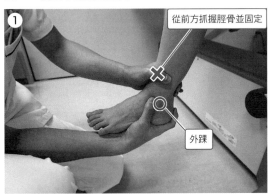
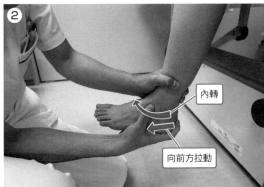

①患者採取仰臥姿勢或坐姿，膝關節屈曲且踝關節蹠屈10〜15度。一手手掌支撐患者足底並抓握足跟，拇指置於外踝前方，另一手從前方抓握脛骨加以固定。

②用力使足跟從後方移動至前方，並且使踝關節內轉。以置於外踝前方的拇指感覺外踝與距骨之間產生的落差。

陽性結果：檢測腳向前方的移動量比對側腳大。

建議熟記

距腓前韌帶的構造與功能

- 距腓前韌帶全長約11〜25㎜，多半由1或2束纖維束構成，但也有3束纖維束構成的少數個案 [6]。
- 距腓前韌帶因蹠屈、內翻而變緊繃 [7]。

距腓前韌帶損傷的受傷機轉

- 多半於運動中受傷，主要致傷動作為急速轉換方向、跳躍後著地。也經常因為他人的踩踏而受傷。
- 足部著地時，踝關節內翻或內轉角度突然變大，導致韌帶因過度拉伸而受傷（圖5）[8]。也就是踝關節外側扭傷造成韌帶受損。
- 85％的踝關節扭傷都會伴隨距腓前韌帶損傷 [9]。

圖5　踝關節外側扭傷造成距腓前韌帶受損

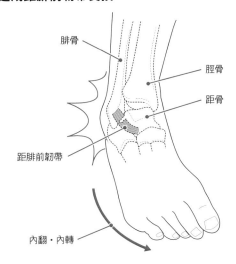

腓骨

脛骨

距骨

距腓前韌帶

內翻・內轉

影像學檢查

- 針對距腓前韌帶損傷造成距小腿關節前方不穩定的評估，包含於X光素片攝影時將距骨向前方拉動。

- 透過能夠顯示距腓前韌帶纖維束構造的超音波影像診斷裝置，評估有無韌帶損傷的情況[10]。

3 inversion stress test （內翻應力測試）

目 的	● 檢測跟腓韌帶或距腓前韌帶損傷。
	● 檢測距小腿關節與距下關節構造的不穩定。

方 法

①患者採取仰臥姿勢或坐姿（**圖1** 起始姿勢）。

②檢查側的踝關節維持蹠背屈中立位（**圖2** 起始姿勢）。

③一手抓握足跟，一手從前方抓握小腿遠端加以固定（**圖2** 起始姿勢）。

④從足跟外側往內翻方向施加旋轉力（**圖2** 結束姿勢）。

陽性結果

● 相比於健側，患側的內翻角度過大。患健側差距大於10度時，就疑似有異常現象[1,2]。

● 關於內翻角度，分5個等級進行評估（1：重度低活動性，2：低活動性，3：正常，4：過動性，5：重度過動性[3]）。

檢測結果呈陽性時表示以下構造可能有不明原因的損傷。

・跟腓韌帶

・距腓前韌帶

檢測注意事項

患者主訴非檢查側腳經常發生距腓前韌帶損傷與跟腓韌帶損傷的情況，因此必須仔細比較檢查側與非檢查側。

評估精準度

本項檢測的特異度高，若檢測結果呈陽性，能夠有效判定跟腓韌帶與距腓前韌帶損傷造成踝關節扭傷或踝關節不穩定。另一方面，本項檢測的敏感度不足，由於陰性相似比未低於0.1，因此即便檢測結果呈陰性，也不能完全排除損傷的可能性。關於以跟腓韌帶與距腓前韌帶實際損傷為基準的評估精準度，至今尚未有相關探討，這一點請務必多留意。

表1 **評估精準度**

	敏感度〔％〕	特異度〔％〕	陽性相似比	陰性相似比
Hertel 等[4]	50	88	4.0	0.57
Rosen AB等[3]	49	78～88	2.23～4.14	0.58～0.66

※根據Hertel J等人的研究報告，評估精準度[4]以有無踝關節扭傷的過往病史為基準。

※根據Rosen AB等人的研究報告，評估精準度[3]以有無慢性踝關節不穩定現象為基準，而決定是否有慢性踝關節，則以評估踝關節不穩定問卷的得分點數為基準。

圖1 檢測姿勢

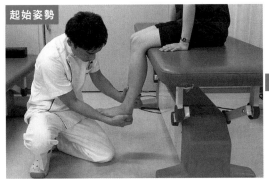
起始姿勢

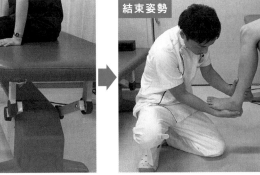
結束姿勢

圖2 檢測方法

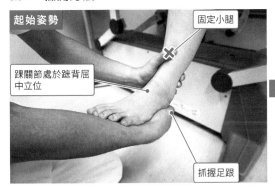
起始姿勢

固定小腿

踝關節處於蹠背屈中立位

抓握足跟

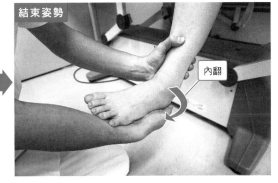
結束姿勢

內翻

＊圖中記號　→：施測者操作，×：施測者加以固定

☑ 常見錯誤

使踝關節內翻時，往內翻以外的方向施加旋轉力量。若發生這種情況，無法作為內翻不穩定的評估。

One point advice

- 評估單獨距小腿關節不穩定時，施加內翻旋轉力的同時要抓握跟骨與距骨，限制距下關節活動。
- 評估距小腿關節和距下關節皆不穩定時，則只針對跟骨施加內翻旋轉力量。

圖3 關節內的動作

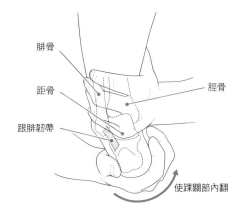

腓骨

距骨

跟腓韌帶

脛骨

使踝關節內翻

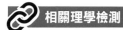

- medial subtalar glide test（距下關節內側滑動測試，圖4）[4]⋯檢測距下關節不穩定。

圖4　距下關節內側滑動測試

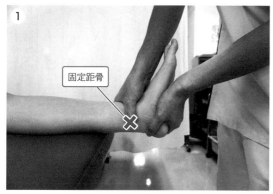
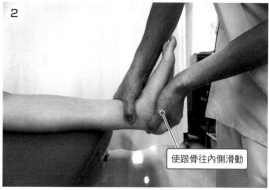

①患者採取坐姿或仰臥姿勢。一手固定距骨，一手抓握跟骨，保持距下關節中立位。
②相對於距骨，以抓握跟骨的手將跟骨往內側按壓滑動。

陽性結果：跟骨活動量分為4個等級（0分：無鬆弛，1分：輕度鬆弛，2分：中度鬆弛，3分：過度鬆弛），確認左右兩側有差異。

 建議熟記

跟腓韌帶的解剖構造與功能

- 跟腓韌帶全長約15～32mm，像電線一樣成束，呈平坦扇形，但存在個體差異（圖5）[5]。
- 跟腓韌帶於背屈、內翻時緊繃[6]，但跟腓韌帶的走向角度因人而異，也存在蹠屈時伸展的個案[7]。

跟腓韌帶的受傷機轉

- 多半於運動中受傷，主要致傷動作為急速轉換方向、跳躍後著地，也經常因為他人踩踏而受傷。
- 足部著地時，踝關節內翻角度突然變大，導致韌帶因過度伸展而受傷（踝關節外側扭傷，圖6）[8]。
- 約35%的踝關節扭傷會伴隨跟腓韌帶損傷[9]。

圖 5　含跟腓韌帶在內的踝關節外側韌帶

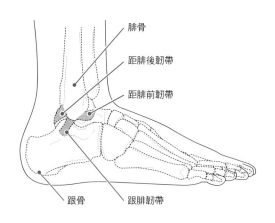

腓骨
距腓後韌帶
距腓前韌帶
跟骨
跟腓韌帶

圖 6　踝關節外側扭傷造成跟腓韌帶受損

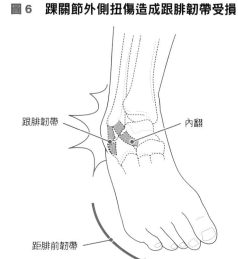

跟腓韌帶
內翻
距腓前韌帶

影像學檢查

- 針對跟腓韌帶損傷造成距小腿關節內翻不穩定的評估，包含於 X 光素片攝影時讓距骨內翻的應力檢測。

- 雖然跟腓韌帶損傷的評估沒有黃金標準，但只要具備適當的技術與知識，仍舊可以藉由超音波影像診斷裝置或 MRI 進行評估[10,11]

4 squeeze test（擠壓測試）

目 的	檢測前下脛腓韌帶損傷。

方 法	①患者採取坐姿或仰臥姿勢（圖1 起始姿勢）。 ②在小腿中央部位，將腓骨往脛骨方向壓迫（圖2）。

陽性結果	脛腓韌帶聯合區域產生疼痛症狀。陽性結果表示前下脛腓韌帶可能有不明原因的損傷。

檢測注意事項	相對於固定的腓骨，將腓骨往內側方向壓迫（圖2）。

評估精準度	本項檢測的特異度高，若檢測結果呈陽性，表示前下脛腓韌帶損傷的可能性很高。因此，對於判斷前下脛腓韌帶損傷來說，本項檢測是有用的。另一方面，本項檢測的敏感度不足，由於陰性相似比未低於0.1，所以即便檢測結果呈陰性，也不能完全排除損傷的可能性。

表1　**評估精準度**

	敏感度（％）	特異度（％）	陽性相似比	陰性相似比
Sman AD等[1]	26	88	2.15	0.84
de Cesar PC等[2]	30	93.5	4.60	0.75

※評估精準度以透過MRI評估韌帶損傷程度為基準[1,2]。

圖1　**檢測姿勢**

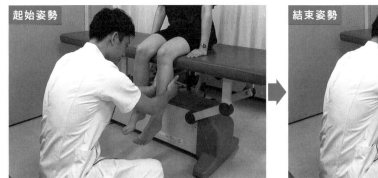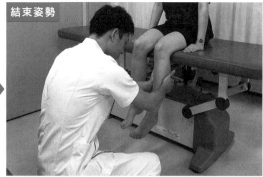

| 起始姿勢 | 結束姿勢 |

圖2　**檢測方法**

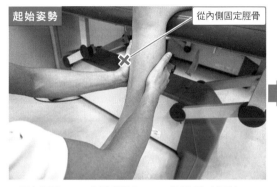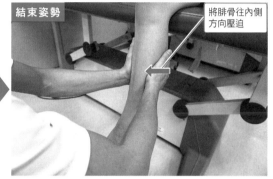

| 起始姿勢　從內側固定脛骨 | 結束姿勢　將腓骨往內側方向壓迫 |

＊圖中記號　→：施測者操作，×：施測者加以固定

☑ **常見錯誤**

於小腿遠端施加壓迫時，可能因為患部發炎、腫脹而誘發壓痛，若發生這種情況，可能無法正確評估韌帶損傷。

圖3　**關節內活動**

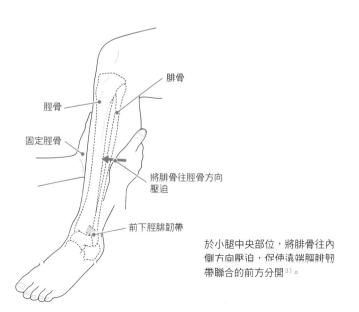

腓骨

脛骨

固定脛骨

將腓骨往脛骨方向壓迫

前下脛腓韌帶

於小腿中央部位，將腓骨往內側方向壓迫，促使遠端脛腓韌帶聯合的前方分開[3]。

- Kleiger test（背屈外轉測試，圖4）…檢測前下脛腓韌帶損傷。

圖4　Kleiger test（背屈外轉測試）

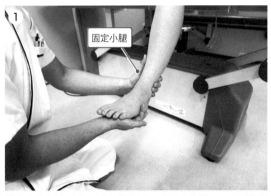
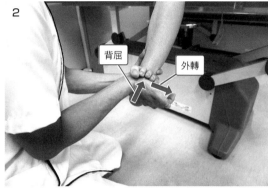

①患者膝關節屈曲90度，施測者一手固定小腿，一手抓握足底部。
②施加外轉壓力使踝關節呈最大背屈姿勢。
陽性結果：遠端脛腓韌帶聯合區域產生疼痛症狀（敏感度71％，特異度63％）[1]。

 建議熟記

前下脛腓韌帶的解剖構造

- 前下脛腓韌帶始於脛骨遠端前方，經距骨前外側附著於遠端腓骨前方。前下脛腓韌帶的走向相對於水平面約呈30～50度角，相對於矢狀面約傾斜65度（圖5）[4]。
- 前下脛腓韌帶的上半段最短，中段最強韌，而下半段最長[4]。

圖5　前下脛腓韌帶

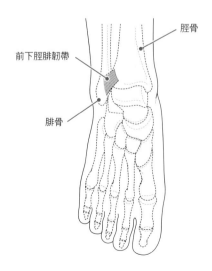

脛骨

前下脛腓韌帶

腓骨

前下脛腓韌帶的受傷機轉

* 前下脛腓韌帶常因踝關節過度外轉或背屈而受傷（圖6），也可能因過度內翻而造成損傷[5]。這些動作會造成距骨外轉而使腓骨跟著外轉，進而位移至後方與外側。一旦位移情況嚴重，容易導致前下脛腓韌帶過度伸展而受損。

圖6　前下脛腓韌帶損傷的受傷機轉

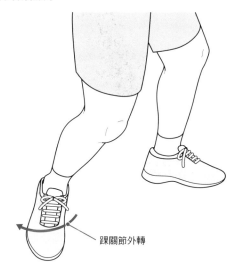

踝關節外轉

5 Thompson test
（湯普森測試）

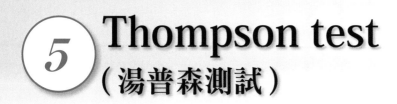

目 的	檢測阿基里斯腱斷裂。
方 法	①患者採取俯臥姿勢且膝關節屈曲，或者膝關節伸展且足部突出於床外的姿勢（圖1 起始姿勢）。 ②壓迫小腿後側（圖2 結束姿勢）。
陽性結果	壓迫小腿後側時，踝關節不會呈現蹠屈姿勢。陽性結果表示阿基里斯腱可能有不明原因的損傷。
檢測注意事項	用力抓握小腿三頭肌，以利誘發踝關節蹠屈。
評估精準度	本項檢測的敏感度與特異度皆高，陽性相似比超過10且陰性相似比低於0.1，若檢測結果呈陽性，表示阿基里斯腱斷裂的可能性很高；若檢測結果呈陰性，表示斷裂的可能性低（表1）。

表1 **評估精準度**

。	敏感度〔%〕	特異度〔%〕	陽性相似比	陰性相似比
Maffulli N[1]	96	93	13.47	0.04
Garras DN等[2]	100	－	－	－

※評估精準度以外科臨床觀察為基準[1,2]。

圖 1　檢測姿勢

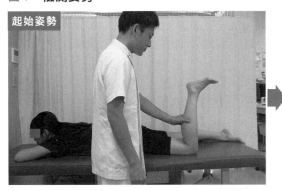
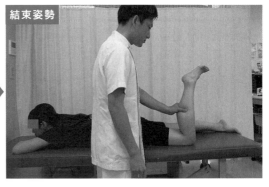

起始姿勢　→　結束姿勢

圖 2　檢測方法

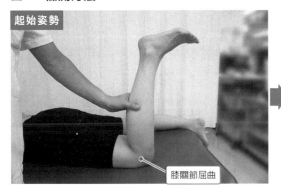
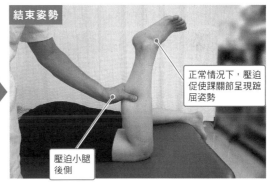

起始姿勢

膝關節屈曲

結束姿勢

正常情況下，壓迫
促使踝關節呈現蹠
屈姿勢

壓迫小腿
後側

圖 3　關節內的動作

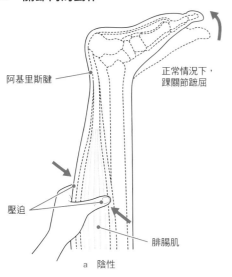
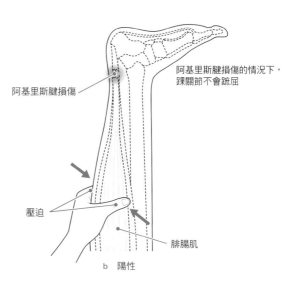

阿基里斯腱

正常情況下，
踝關節蹠屈

壓迫

腓腸肌

a　陰性

阿基里斯腱損傷

阿基里斯腱損傷的情況下，
踝關節不會蹠屈

壓迫

腓腸肌

b　陽性

• Matles test（膝屈曲測試，圖4）…檢測阿基里斯腱斷裂。

圖4　Matles test（膝屈曲測試）

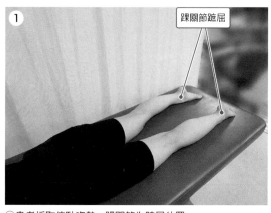

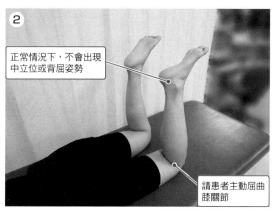

①患者採取俯臥姿勢，踝關節為蹠屈位置。

②維持踝關節蹠屈，膝關節主動屈曲90度。

陽性結果：踝關節無法維持在蹠屈位置，變成背屈或中立位。

建議熟記

阿基里斯腱的受傷機轉

• 阿基里斯腱斷裂多半發生於運動中。

• 在跑步的起跑動作中，經常於踝關節背屈・膝關節輕度屈曲・髖關節伸展姿勢下斷裂（圖5）[3]。

圖5　造成阿基里斯腱斷裂的肢體姿勢

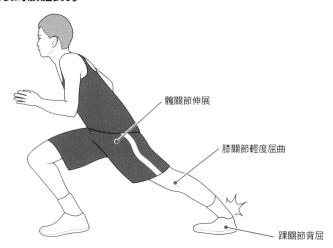

阿基里斯腱斷裂後的治療

- 阿基里斯腱斷裂的治療方式通常有2種，手術治療或保守治療。無論選擇哪一種，再次斷裂的機率都很低，其中手術治療後的復發率顯著較低（手術治療：2.3%、保守治療：3.9%）[4]。然而相較於保守治療，手術治療的併發症發生率（感染等）卻也顯著較高，這一點請務必多加注意[4]。

6 windlass test（被動性背屈測試）

| 目 的 | 檢測足底筋膜炎。 |

方 法
①患者採取坐姿，膝關節屈曲。施測者一手穩定踝關節，使踝關節位於蹠背屈中立位（圖1，2 起始姿勢）。
②另外一隻手使第1蹠趾關節被動伸展（圖2 結束姿勢），或者使所有蹠趾關節被動伸展。

陽性結果
使蹠趾關節被動伸展時，足底筋膜區域中，尤其是跟骨側的足底筋膜附著部位發生疼痛症狀。檢測結果呈陽性表示足底筋膜可能有不明原因的損傷。

檢測注意事項
伸展第1蹠趾關節時，為了避免其他肌腱組織造成活動範圍受限，允許第1趾間關節屈曲。

評估精準度
本項檢測的特異度高，若檢測結果呈陽性，高度疑似罹患足底筋膜炎（表1）。另一方面，由於本項檢測的敏感度不足，陰性相似比未低於0.1，所以即便檢測結果呈陰性，也無法完全排除足底筋膜炎的可能性。

表1　評估精準度

		敏感度（%）	特異度（%）	陽性相似比	陰性相似比
De Garceau D等[1]	非承重姿勢[1]	13.6	100	無限大	6.33
	承重姿勢[1]	31.8	100	無限大	2.14

※評估精準度以有無根據病歷或疼痛症狀等診斷為足底筋膜炎為基準[1]。

圖1 檢測姿勢

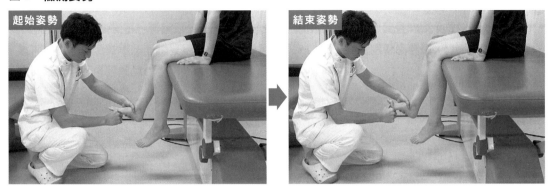

起始姿勢 結束姿勢

2章
踝關節

圖2 檢測方法

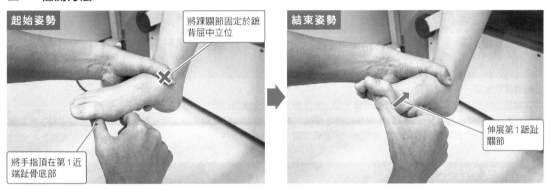

起始姿勢　將踝關節固定於蹠背屈中立位

將手指頂在第1近端趾骨底部

結束姿勢

伸展第1蹠趾關節

＊圖中記號　→：施測者操作，×：施測者加以固定

☑ **常見錯誤**

因未能將踝關節固定於中立位，導致踝關節呈背屈、外翻姿勢，這樣會變相成為跗骨隧道症候群的檢測（請參照 P32 相關理學檢測）。

圖3 關節內的動作

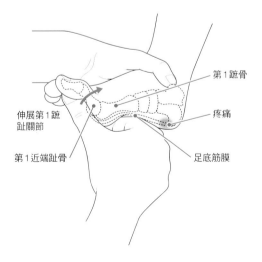

第1蹠骨

伸展第1蹠趾關節

疼痛

第1近端趾骨

足底筋膜

patella apprehension test（髕骨滑動測試）

目 的	檢測髕骨的異常活動性（半脫位）。

方 法	①患者採取仰臥姿勢（圖1 起始姿勢）。 ②檢查側的膝關節維持完全伸展位置，股四頭肌放鬆（圖2 起始姿勢）。 ③以雙手食指固定髕骨外側部位，再以雙手拇指將內側部位往外側滑動（圖2 結束姿勢）。

陽性結果	● 相較於非檢查側，檢查側活動性較大。 ● 往髕骨外側的活動性很大，有髕骨脫落般的不穩定感（脫臼不穩定的感覺）。

檢測注意事項	● 比較檢查側和非檢查側的活動性差異。 ● 有髕骨脫臼的過往病史，患者主訴常有症狀復發的現象。

評估精準度	本項檢測的敏感度不足且沒有特異度相關報告（表1）。因此，即便檢測結果呈陰性，髕骨半脫位的可能性還是很低；而測試結果呈陽性，也無法完全排除半脫位的可能性，必須同時搭配其他檢測方式。

表1　評估精準度

	敏感度〔％〕	特異度〔％〕	陽性相似比	陰性相似比
Sallay PL等[1]	39	NR	−	−

※ NR：無相關報告

圖1　**檢測姿勢**

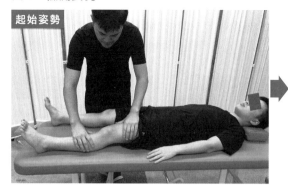
起始姿勢

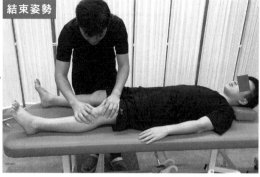
結束姿勢

圖2　**檢測方法**

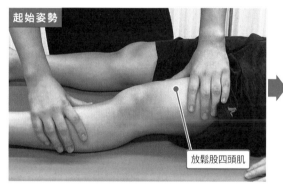
起始姿勢

放鬆股四頭肌

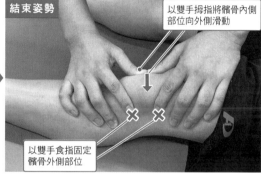
結束姿勢

以雙手拇指將髕骨內側
部位向外側滑動

以雙手食指固定
髕骨外側部位

※圖中記號　→：施測者操作，×：施測者加以固定

☑ 常見錯誤

在股四頭肌緊繃狀態下實施檢測，這種情況會造成髕骨活動性受到限制，進而使檢測結果呈假陰性。

One point advice

讓股四頭肌充分放鬆後再進行檢測。如果無法做到確實放鬆，請費點心思在膝蓋下方擺放一個軟墊。

圖3　**關節內的動作**

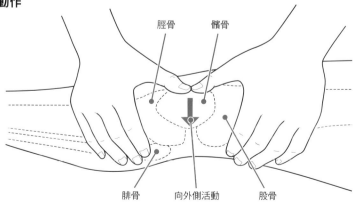

脛骨　　髕骨

腓骨　　向外側活動　　股骨

- quadriceps angle（Q角，股四頭肌角，圖4）…檢測髕骨構造排列異常。

圖4　Q角

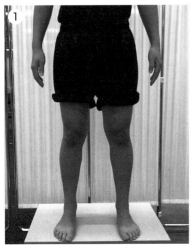
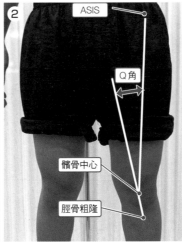

①患者採取站立姿勢，髖關節處於內轉‧外轉中立位，踝關節處於內翻‧外翻中立位。
②檢查側的髂前上棘（ASIS：anterior superior iliac spine）至髕骨中心點的連線，髕骨中心點至脛骨粗隆的連線，測量這2條連線之間的夾角（Q角）。

陽性結果： 如果Q角大，容易發生髕骨半脫位現象（正常：男性13度，女性18度）。

 建議熟記

髕骨的構造與功能

- 髕骨是膝關節伸展機制的主要構成體。
- 由占了2/3部分的外側關節面和占了1/3部分的內側關節面構成，前者平坦且略微凹陷，後者呈凸狀（圖5）。
- 膝關節伸展時，髕骨位於股骨髁上方，內側‧外側少了內側髁和外側髁的支撐，再加上韌帶張力不足，髕骨變得極為不穩定。
- 髕骨在股骨髁關節面上滑動的同時，髕骨進行自主運動（frontal rotation, coronary rotation, horizontal rotation, side shift）以維持髕股關節的一致程度。

圖5　髕骨（右）

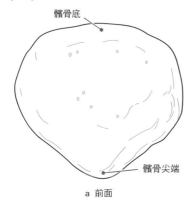
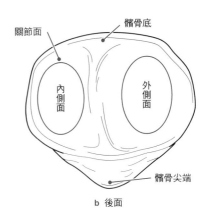

a　前面　　　　　　　　　　b　後面

髕骨脫臼的發生機轉

* 轉彎或轉換方向等動作中，股四頭肌強烈收縮，導致髕骨承受強大的向外側牽張力而受傷（圖6）。

圖6 髕骨脫臼的代表性發生機轉

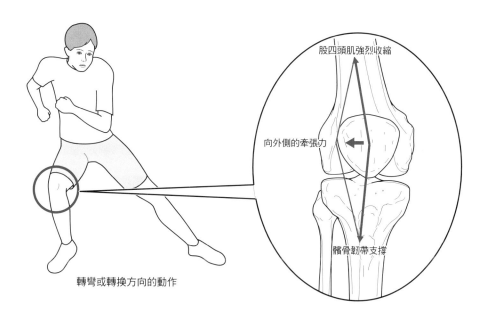

股四頭肌強烈收縮

向外側的牽張力

髕骨韌帶支撐

轉彎或轉換方向的動作

影像學檢查[2]

* X光素片攝影側面像中，髕骨高度和髕骨橫徑有助於診斷脫臼位置。另外，透過髕骨軸斜面影像有助於確認髕股關節的一致程度、髕骨傾斜、髕骨向外側位移。
* 在加壓X光攝影影像中，於膝關節屈曲45度的位置下，從內側與外側施加2kg負重，並且評估位移量。

3 Lachman's test （拉赫曼測試）

目 的	檢測前十字韌帶（ACL：anterior cruciate ligament）損傷（尤其是後外束）。

方 法	①患者採取仰臥姿勢（圖1 起始姿勢）。 ②檢查側膝關節屈曲約15～25度（圖2 起始姿勢）。 ③一手從外側固定股骨，一手從內側抓握脛骨近端部位，將脛骨輕度外轉（圖2 起始姿勢）。 ④施加力量使脛骨往前方移動（圖2 結束姿勢）。

陽性 結果	● 終點（endpoint）感覺不明顯。 ● 相較於非檢查側，檢查側的活動性比較大 檢測結果呈陽性表示以下構造可能有不明原因的損傷。 ・前十字韌帶 ・後斜韌帶 ・弓狀韌帶－膕肌複合體

檢測 注意 事項	● 務必仔細比較檢查側與非檢查側。 ● ACL斷裂後，ACL斷端可能與後十字韌帶（PCL：posterior cruciate ligament）或股骨產生沾黏，會有種像是終點（endpoint）的感覺。N Test等旋轉不穩定測試呈陽性結果。

評估 精準度	本項檢測的敏感度與特異度皆高（表1）。雖然陽性相似比有一定區間，但也有超過10的相關報告，這表示本項檢測是有用的。陰性相似比雖然低，但並未低於0.1，若檢測結果呈陽性，表示ACL損傷的可能性高；若檢測結果呈陰性，則能排除ACL損傷問題。相較於其他前十字韌帶檢測，這算是高敏感度的檢測。

表1　**評估精準度**

	敏感度（％）	特異度（％）	陽性相似比	陰性相似比
Benjaminse A等[1]	85 （83～87）	94 （92～95）	10.2 （4.6～22.7）	0.2 （0.1～0.3）
Huang W等[2]	87 （84～90）	91 （89～93）	7.7 （3.0～19.6）	0.17 （0.1～0.3）

※括號內表示95％信賴區間。

圖 1　檢測姿勢

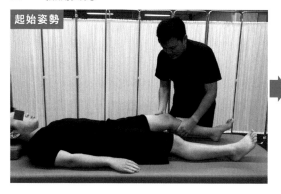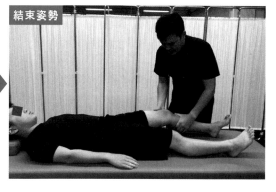

起始姿勢　結束姿勢

圖 2　檢測方法

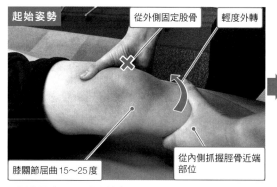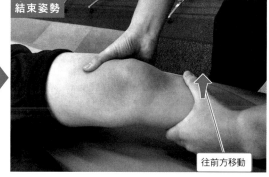

起始姿勢　從外側固定股骨　輕度外轉　結束姿勢

膝關節屈曲 15～25 度　從內側抓握脛骨近端部位　往前方移動

※圖中記號　→：施測者操作，×：施測者加以固定

☑ 常見錯誤

將小腿往天花板方向拉動。這是脛骨會撞擊股骨的方向，如此一來便無法確實向前方拉動。

One point advice

從內側抓握小腿。假設從外側抓握，還必須經由腓骨，所以務必以正確方式抓握小腿。

圖 3　關節內的動作

固定股骨　脛骨　向前方拉動

股骨　ACL　腓骨

- anterior drawer test（ADT，前拉測試，**圖4**，**表2**）⋯檢測ACL損傷。
- pivot shift test（樞軸旋轉位移測試，**圖5**，**表3**）⋯檢測ACL損傷。

圖4　前拉測試

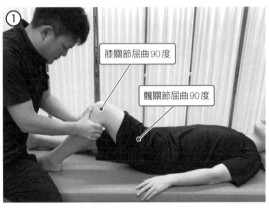
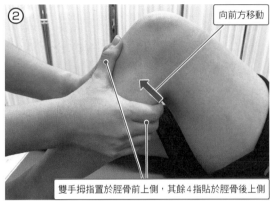

①患者採取仰臥姿勢，施測者將患者的髖關節和膝關節屈曲90度，然後抓握脛骨前上側。
②施加力量使脛骨近端部位向前方移動。
陽性結果：相較於非檢查側，檢查側的脛骨向前活動性比較大。

表2　前拉測試的評估精準度

	敏感度〔％〕	特異度〔％〕	陽性相似比	陰性相似比
Huang W等[2]	73 （69～76）	93 （91～94）	6.79 （3.07～15.05）	0.29 （0.16～0.52）

※括號內表示95％信賴區間。
※針對9份已經發表的研究報告，進行統合分析所得到的結果。

圖5　樞軸旋轉位移測試

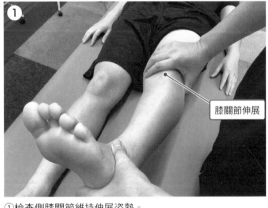
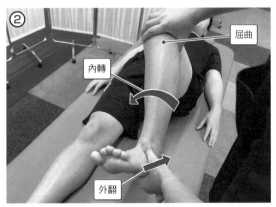

①檢查側膝關節維持伸展姿勢。
②於膝關節施加外翻‧內轉應力，使其慢慢屈曲。
陽性結果：膝關節屈曲30度左右時，脛骨外側關節面向前內側滑動，透過觸診感覺到半脫位。進一步屈曲到40～60度時，感覺卡卡的同時急速復位。

表3 樞軸旋轉位移測試的評估精準度

	敏感度〔%〕	特異度〔%〕	陽性相似比	陰性相似比
Huang W等[2]	49（43～55）	98（95～99）	16.00（7.34～34.87）	0.17（0.11～0.25）

※括號內表示95%信賴區間。
※針對9份已經發表的研究報告，進行統合分析所得到的結果。

建議熟記

前十字韌帶的構造與功能

• 前十字韌帶（圖6）全長約30～35mm，橫徑約10mm，由2束（或3束）纖維束構成。
• 依功能區分成前內束和後外束。
• 在膝關節整個活動範圍內，前內束皆呈緊繃狀態，尤其屈曲位置時更緊繃。
• 膝關節處於伸展位置時，後外束呈緊繃狀態，並於膝關節屈曲時鬆弛。

前十字韌帶損傷的受傷機轉（圖7）

• 前十字韌帶損傷幾乎都發生於從事體育運動中。
• 膝關節直接承受外力時，或者膝關節於動作中過度旋轉時，ACL因強烈伸展應力而受傷。

影像學檢查

• 無法透過X光素片攝影進行確定診斷，但Segond骨折（正面像中確認脛骨平台外側有撕裂性骨折）和lateral femoral notch sign（側面像中確認股骨外髁有嚴重凹陷）等影像有助於間接輔助診斷。而且為了進行鑑別診斷，X光素片攝影也是一項不可欠缺的重要檢查[3]。
• ACL損傷多半為韌帶實質部斷裂，難以透過X光素片攝影進行確定診斷，因此需要能夠清楚解析軟組織的MRI檢查，以利提高ACL損傷的評估精準度[3]。

圖6 ACL

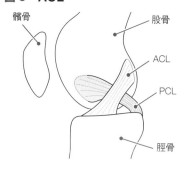

髕骨
股骨
ACL
PCL
脛骨

圖7 前十字韌帶的代表性受傷機轉

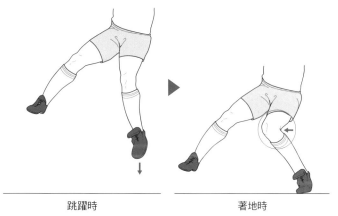

跳躍時　　　　　　　　　著地時

跳躍時的著地，因膝關節過度旋轉而受傷。

posterior drawer test
（後拉測試）

目 的	檢測後十字韌帶（PCL：posterior cruciate ligament）損傷。

方 法	①患者採取仰臥姿勢（圖1 起始姿勢）。 ②檢查側膝關節屈曲約90度，小腿維持內轉・外轉中立位，足底貼於地面（圖2 起始姿勢）。 ③雙手拇指貼於脛骨前上側，其餘4指貼於脛骨後上側，施測者以雙手如同包覆般抓握患者的小腿（圖2 結束姿勢）。 ④施加力量使脛骨近端部位向後方移動（圖2 結束姿勢）。

陽性結果	相較於非檢查側，檢查側的後十字韌帶往脛骨後方的活動性比較大。

檢測注意事項	● 務必仔細比較檢查側與非檢查側。 ● 於後拉測試的起始姿勢下，脛骨已經明顯向後方移動（下沉徵象）。若沒有察覺這個現象，針對前十字韌帶進行前拉測試（P44）時可能會出現假陽性結果，進行後拉測試時則可能出現假陰性結果。

評估精準度	本檢測的敏感度不足或敏感度高的相關報告都有，沒有一致性（表1）。特異度高。陽性相似比高，陰性相似比低。因此，本檢測結果若呈陰性，排除PCL損傷的可能性高；反之，若檢測結果呈陽性，PCL損傷的可能性也隨之提高。而關於PCL損傷的檢測還包含重力測試（gravity test）。根據研究報告顯示，這項檢測的敏感度略高，特異度高（表2）。合併使用這些檢測有助於準確判斷有無PCL損傷。

表1　評估精準度（後拉測試）

	敏感度（％）	特異度（％）	陽性相似比	陰性相似比
Rubinstein RA等[1]	90	99	90	0.1
Moore HA等[2]	67	NR	—	—

※NR：無相關報告

表2　評估精準度（gravity test）

	敏感度（％）	特異度（％）	陽性相似比	陰性相似比
Rubinstein RA等[1]	79	100	NA	0.2

※沒有符合

圖 1　檢測姿勢

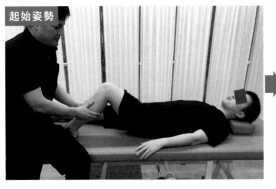
起始姿勢

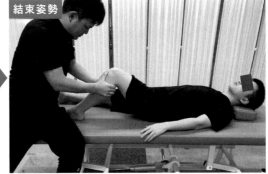
結束姿勢

圖 2　檢測方法

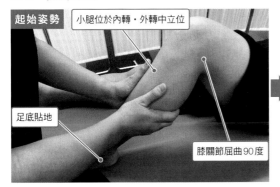
起始姿勢　小腿位於內轉・外轉中立位

足底貼地　膝關節屈曲90度

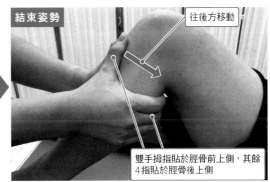
結束姿勢　往後方移動

雙手拇指貼於脛骨前上側，其餘4指貼於脛骨後上側

※圖中記號　→：施測者操作

☑ 常見錯誤

脛骨平行於地面移動。這會使脛骨朝撞擊股骨的方向移動，導致無法充分向後方移動。

One point advice

想像股骨的形狀，將脛骨往平行於股骨的方向推壓。

圖 3　關節內的動作

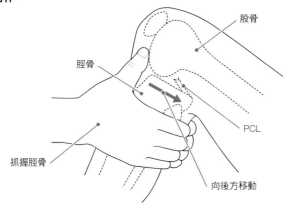

股骨

脛骨

PCL

抓握脛骨

向後方移動

- gravity test（圖4）…檢測PCL損傷。

圖 4　gravity test

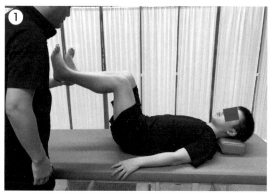
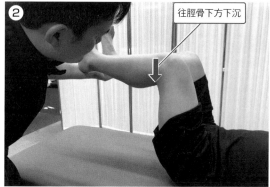

①患者採取仰臥姿勢，施測者於患者髖關節和膝關節屈曲90度的狀態下支撐患者雙腳足部。

②從側邊確認脛骨下沉的程度。

陽性結果：相較於非檢查側，檢查側的脛骨向下沉。進一步對脛骨施加向下移動的力量，會發現下沉情況變嚴重。

建議熟記

PCL的構造與功能

- PCL（圖5）始於脛骨髁間，部分始於脛骨後緣，最終附著於股骨內髁髁間窩的後側。

- PCL全長約38mm，中央部位的寬度約13mm，以股骨附著處的位置為基準，分為前外束與後內束。

- 前外束於膝關節屈曲位置下呈緊繃狀態，後內束於膝關節伸展位置下（或隨時）呈緊繃狀態。

- PCL能夠防止脛骨在活動時向後（相對於股骨）滑動。

- PCL能夠防止股骨在脛骨上方旋轉，以及成為膝關節旋轉運動的軸心。

- PCL能夠防止骨髁部向後方半脫位。

圖 5　PCL

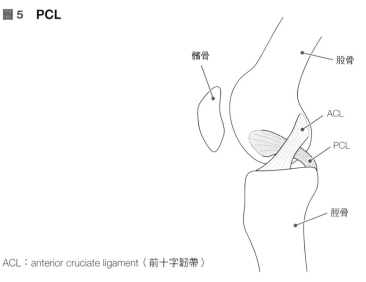

ACL：anterior cruciate ligament（前十字韌帶）

PCL 損傷的受傷機轉

* 多半發生於從事體育運動、交通意外、跌倒等情況中。
* 脛骨撞擊地面或碰撞他人等導致過度向後方滑動，致使 PCL 因強烈牽拉張力而受傷（圖6）。

圖 6　PCL 代表性受傷機轉

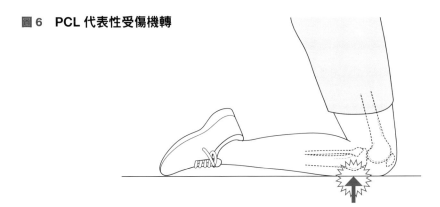

影像學檢查[3]

* X光素片攝影影像中多半沒有顯著發現能夠佐證 PCL 斷裂的診斷，但如果是脛骨側附著處附近的 PCL 斷裂，則可以間接透過影像中的撕裂性骨片輔助診斷。另外，從加壓X光攝影的側面像中確認脛骨向後方下沉，這也有助於 PCL 斷裂的診斷。
* 以 MRI 檢查 PCL 斷裂，從矢狀面影像中確認韌帶纖維中斷或不見。這代表 MRI 檢查對提高 PCL 損傷的診斷精準度是有用的。

6 varus stress test
（內翻應力測試）

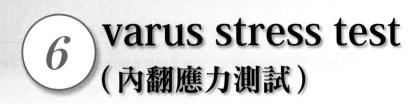

| 目 的 | 檢測外側副韌帶（LCL：lateral collateral ligament）損傷。 |

| 方 法 | ①患者採取仰臥姿勢（圖1a 起始姿勢）
②施測者一手固定患者膝關節內側部位，一手從外側抓握踝關節部位，施加力量使膝關節往內翻方向移動（圖2a）。
③先於膝關節伸展位置下進行檢測，再於膝關節屈曲20～30度位置下進行相同檢測（圖1b，圖2b）。 |

| 陽性結果 | ● 誘發膝關節外側部位疼痛。
● 相較於非檢查側，檢查側的活動性比較大。
檢測結果呈陽性表示以下構造可能有不明原因的損傷。
・前十字韌帶＋LCL（膝關節伸展位置下的檢測結果呈陽性）
・LCL（膝關節屈曲20～30度位置下的檢測結果呈陽性） |

| 檢測注意事項 | ● 務必仔細比較檢查側與非檢查側。
● 於膝關節伸展位置與屈曲20～30度位置下進行內翻應力測試。膝關節伸展時出現陽性反應，必須合併考慮LCL損傷和前十字韌帶損傷。也就是說，膝關節伸展位置下的內翻應力測試結果若呈陽性，必須同時針對前十字韌帶損傷進行測試〔Lachman's test（拉赫曼測試，P42）等〕以利鑑別診斷。 |

| 評估精準度 | 本項檢測的敏感度不足，也沒有特異度相關報告（表1）。因此，就算本項檢測結果呈陰性，也不足以排除LCL損傷；而檢測結果若呈陽性，由於無法百分之百確定，必須另外搭配其他檢測方式。 |

表1 **評估精準度**

	敏感度（％）	特異度（％）	陽性相似比	陰性相似比
Harlainen A等[1]	25	NR	－	－

※NR：無相關報告

圖 1　檢測姿勢

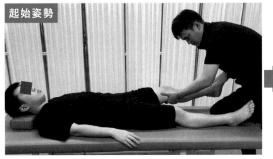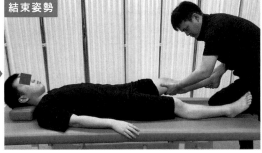

a　膝關節伸展位置

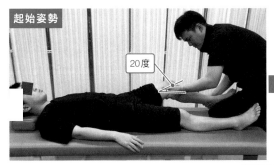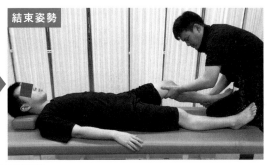

b　膝關節屈曲20度位置

圖 2　檢測方法

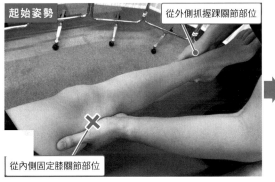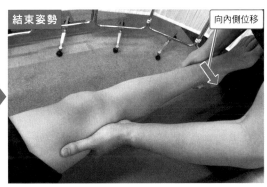

a　膝關節伸展位置

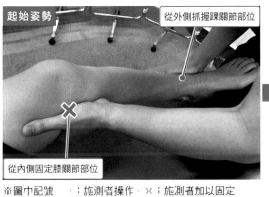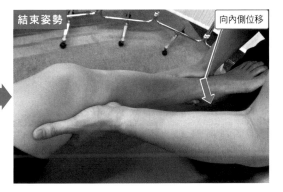

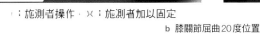

※圖中記號　 ：施測者操作　╳：施測者加以固定

b　膝關節屈曲20度位置

3章　膝關節

施加促使膝關節向內翻方向位移的力量時，膝關節反而向屈曲方向移動。在這種情況下，無法充分對LCL施加牽拉張力。

- 確實固定膝關節內側後再進行檢測。假設未能確實固定，無法正確操作讓踝關節外側部位往膝關節內翻方向位移。
- 於大腿肌肉充分放鬆的狀態下進行測試。

圖3　關節內的動作

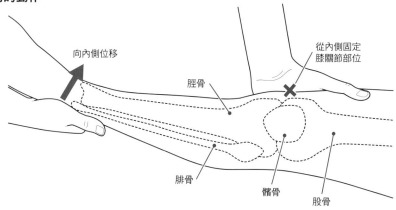

向內側位移

從內側固定膝關節部位

脛骨

腓骨

髕骨

股骨

相關理學檢測

- Apley distraction test（拉離測試，圖4）⋯檢測LCL損傷。

圖4　拉離測試

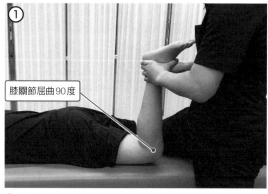

膝關節屈曲90度

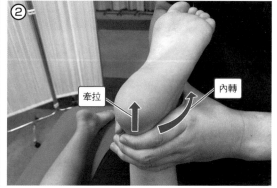

牽拉

內轉

①患者採取俯臥姿勢，雙手抓握小腿遠端部位並使膝關節屈曲90度。

②施測者向上牽拉患者的小腿，並且讓小腿進行被動內轉運動。

陽性結果：膝關節外側部位產生疼痛症狀。相較於非檢查側，檢查側小腿有過度內轉的現象。

建議熟記

LCL的構造與功能

- LCL（圖5）始於股骨外上髁，附著於腓骨頭上端外側，最表層的纖維則附著於腓骨頭外緣。
- LCL上段2/3部分覆蓋於關節囊下，下段1/3部分夾在股二頭肌肌腱中間層，緊密貼合於股骨和脛骨外側。
- 從膝關節伸展位置到輕度屈曲位置時最緊繃，作用於防止膝關節內翻。
- LCL於膝關節屈曲15～60度之間最鬆弛，透過關節囊和股二頭肌在一定程度上防止膝關節內翻。
- 當膝關節屈曲超過60度，呈長方形的股骨附著部跟著旋轉，順勢拉起韌帶前方部位，這時LCL韌帶變緊繃以防止膝關節內翻。

LCL損傷的受傷機轉

- 單純LCL損傷比較罕見，通常都會合併後十字韌帶損傷和腓神經麻痺。
- 受傷機轉為從事足球或橄欖球等運動中，遭他人從膝關節內側撞擊而發生膝關節內翻＋內轉，或者伸展＋內轉，進而造成損傷（圖6）。

圖5　LCL	**圖6　LCL 損傷的代表性受傷機轉**

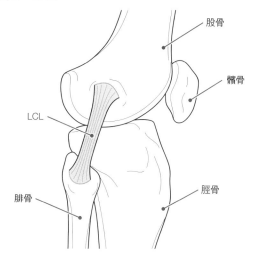

股骨

髕骨

LCL

腓骨

脛骨

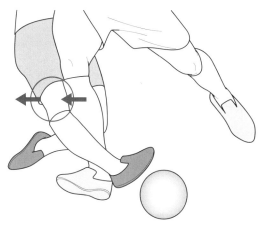

遭他人從膝關節內側撞擊，因膝關節過度內翻而受傷。

影像學檢查[2,3]

- 進行X光素片攝影檢查，從膝關節伸展位置與屈曲20度位置的內翻應力影像中，可以發現外側關節間隙的擴大有左右側差異，藉此評估LCL損傷程度。除此之外，從影像中也確認腓骨頭前端有撕裂性碎骨，脛骨外側的Gerdy結節部位也同樣有撕裂性碎骨。
- 在LCL損傷的新傷病例中，由於構成膝關節外側的其他韌帶與包含關節囊在內整體都有膨脹現象，單靠MRI檢查多半難以做出明確的診斷。至於舊傷病例中，則可以看出患部有疤痕化現象。

Apley compression test
（艾波利擠壓測試）

| 目 的 | 檢查半月板損傷。 |

方 法
①患者採取俯臥姿勢（**圖1** 起始姿勢）。
②檢查側的膝關節屈曲90度（**圖2** 起始姿勢）。
③施測者一手固定患者的大腿後側，一手抓握患者足部（**圖2** 起始姿勢）。
④往小腿長軸方向施加壓力的同時，使小腿內轉・外轉（**圖2** 結束姿勢）。

陽性結果
● 誘發膝關節部位疼痛。
● 相較於非檢查側，檢查側的活動性比較小。
檢測結果呈陽性表示以下構造可能有損傷。
　・外側半月板（小腿內轉時的檢測結果呈陽性）
　・內側半月板（小腿外轉時的檢測結果呈陽性）

檢測注意事項
● 務必仔細比較檢查側與非檢查側。
● 半月板配合膝關節運動前後內外滑動，以保持脛股關節的一致程度。透過向下肢長軸方向施加壓力以控制半月板的滑動，並進一步藉由小腿內轉外轉運動，增加對半月板的壓力。

評估精準度
艾波利擠壓測試的特異度為略高～高，但敏感度不足（**表1**）。另外，同樣是檢查半月板損傷的迴旋擠壓測試（**McMurray test**），根據研究報告顯示，雖然特異度為略高～高，但敏感度仍舊不足（**表2**）。因此，檢測結果若呈陽性，表示損傷可能性高，但即便檢測結果呈陰性，也不代表能夠排除損傷。

表1　評估精準度（艾波利擠壓測試）

	敏感度（%）	特異度（%）	陽性相似比	陰性相似比
Kurosaka M等[1]	13	90	1.3	1.0
Fowler PJ等[2]	16	80	0.8	1.1

表2　評估精準度（迴旋擠壓測試）

	敏感度（%）	特異度（%）	陽性相似比	陰性相似比
Evans PJ等[3]	16	95	3.2	0.9
Kurosaka M等[1]	37	77	1.6	0.8

圖1　檢測姿勢

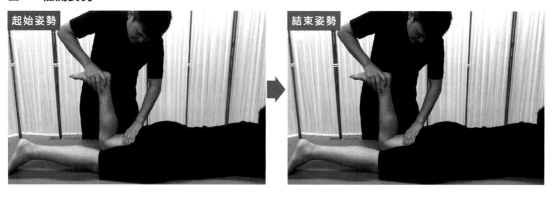

起始姿勢　結束姿勢

圖2　檢測方法

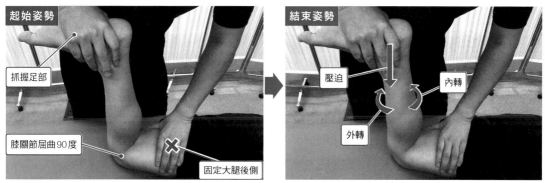

起始姿勢

抓握足部

膝關節屈曲90度

固定大腿後側

結束姿勢

壓迫

內轉

外轉

※圖中記號　→：施測者操作，×：施測者加以固定

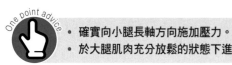

☑ 常見錯誤

因小腿內轉外轉運動而施加壓力於半月板時，可能導致無法充分向小腿長軸方向施壓，在這種情況下，無法確實施加壓力於半月板上。

One point advice

• 確實向小腿長軸方向施加壓力。
• 於大腿肌肉充分放鬆的狀態下進行測試。

圖3　關節內的動作

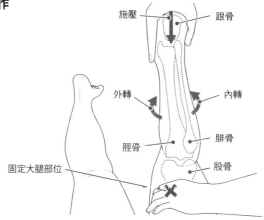

施壓　　跟骨

外轉　　內轉

脛骨　　腓骨

固定大腿部位　　股骨

- 迴旋擠壓測試（圖4）…檢測半月板損傷。

圖4　迴旋擠壓測試

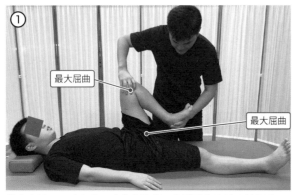
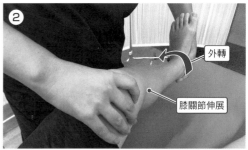
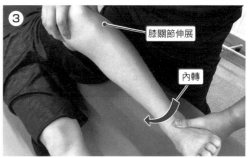

①患者採取仰臥姿勢，讓患者檢查側的髖關節和膝關節屈曲至最大角度。一手抓握患者足跟，一手手指置於內外側關節間隙上。

②③若要確認內側半月板損傷，小腿外轉的同時讓膝關節伸展；若要確認外側半月板損傷，則是小腿內轉的同時讓膝關節伸展。

陽性結果：膝關節從最大屈曲角度到伸展時誘發疼痛症狀。另外，置於內外側關節間隙上的手指感覺到「喀噠」聲響。

 建議熟記

半月板的構造與功能

- 半月板（圖5）分為內側與外側，具有潤滑膝關節運動和減少膝關節負荷的功用。
- 內側半月板呈C字形，附著於脛骨，如同包覆外側半月板和前十字韌帶附著處。
- 外側半月板呈O字形，附著於脛骨外髁間隆起的前後髁間部位。
- 半月板隨膝關節屈曲而向後滑動，隨膝關節伸展而向前滑動。由於半月板和半月板周圍的韌帶、關節囊的連接程度不同，外側半月板的活動性比內側半月板的活動性大。

半月板損傷的發生機轉

- 半月板損傷好發於運動傷害中，也會因為年齡增長造成退化而產生。
- 運動造成的損傷中，多半會合併前十字韌帶損傷和內側副韌帶損傷。
- 跳躍時的著地動作、急速轉換方向的動作中，因膝關節過度屈曲和旋轉而造成半月板受損（圖6）。

圖5 半月板（右足）

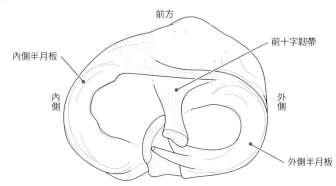

前方

內側半月板

前十字韌帶

內側

外側

外側半月板

圖6 半月板損傷的代表性受傷機轉

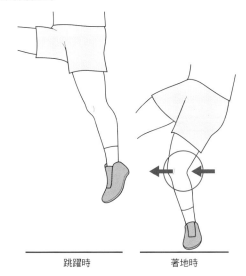

跳躍時　　　著地時

跳躍的著地動作中，因膝關節過度屈曲和旋轉而受傷。多半會合併前十字韌帶損傷和內側副韌帶損傷。

影像學檢查[4,5]

- X光素片攝影為半月板損傷的二次評估，用於確認骨挫傷的變化。在膝關節屈曲承重的X光素片攝影影像中，藉由比較關節間隙的狹窄情況和左右側差異來推斷半月板損傷。
- 根據研究報告顯示，相較於關節鏡檢查，MRI檢查的敏感度為90.5%，特異度為89.5%，在半月板損傷的影像學檢查中最為有用。

8 wipe test（擦拭測試）

目 的	檢查膝關節內是否有水腫或血腫等積液。
方 法	①患者採取仰臥姿勢，檢查側的膝關節完全伸展（圖1 起始姿勢）。 ②用手背壓迫髕骨內側下方，然後向上滑動，像是將髕骨內側往上摩擦的感覺（圖2 起始姿勢）。其次用手掌像是摩擦髕骨外側般由上往下滑動（圖2 結束姿勢）。
陽性結果	髕骨內側因滲出液而隆起。
檢測注意事項	● 務必仔細比較檢查側與非檢查側。 ● 在滲出液造成隆起之前，可能需要數秒的時間。 ● 膝關節內通常都有關節滑液（1〜7mℓ）。透過這項檢測可以評估約有4〜8mℓ的滲出液積聚。
評估精準度	沒有敏感度與特異度的相關報告。為了提高評估的有用性，必須搭配其他檢測方式。

圖 1 檢測姿勢

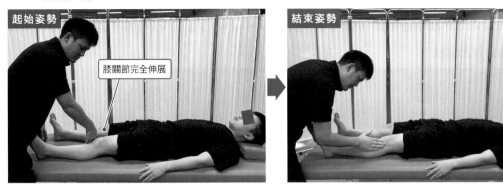

起始姿勢　膝關節完全伸展　　結束姿勢

圖 2 檢測方法

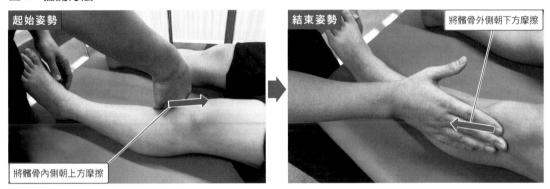

起始姿勢　　結束姿勢　將髕骨外側朝下方摩擦

將髕骨內側朝上方摩擦

※圖中記號　→：施測者操作

☑ 常見錯誤

壓迫髕骨內側和外側的手未能充分向上・向下摩擦滑動，導致滲出液無法確實移動，一旦沒有隆起現象，檢測結果容易變成假陰性。

One point advice

- 檢測時要確實用手壓迫並向上向下摩擦滑動。
- 檢測結果不明顯時，重覆2、3次加以確認。

圖 3 關節內的動作

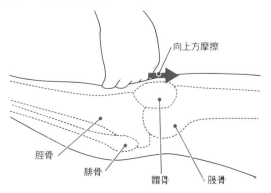

向上方摩擦

脛骨

腓骨

髕骨　股骨

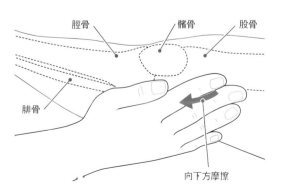

脛骨　髕骨　股骨

腓骨

向下方摩擦

第 **4** 章

髖關節

Thomas test（湯瑪士測試）

目 的	檢測髖關節屈筋群的伸展性。

方 法	①患者採取仰臥姿勢（圖1 起始姿勢）。 ②患者的非檢查側髖關節屈曲，消除腰椎前凸（圖1 結束姿勢）。

陽性 結果	● 若檢查側下肢向上抬起，判定為陽性結果，判斷屈肌群的伸展性下降（圖2）。 ● 檢查側的股骨長軸和床面所形成的角度受到限制（圖3）。

檢測 注意 事項	● 務必仔細比較檢查側與非檢查側。 ● 患側膝關節伸展受限時，即便髖關節本身沒有屈曲受限，看起來還是像受到限制 　的感覺。這一點務必多加留意。

評估 精準度	針對腦性麻痺兒童和健康兒童進行湯瑪士測試，根據驗證3名受試者信賴性的報告顯 示，腦性麻痺兒的ICC＝0.5，而健康兒童則較低，ICC＝0.21（表1）。為了進行高 度再現性評估，必須事先設定好非檢查側髖關節的屈曲角度和骨盆後傾角度。

表1　評估精準度

		ICC
Lee 等[1]	健康兒童	0.50（0.29～0.69）
	腦性麻痺兒童	0.21（0.02～0.42）

※ICC：intraclass correlation coefficient（組內相關係數）
※括號內表示95%信賴區間。

圖 1　檢測姿勢

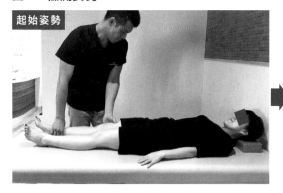
起始姿勢

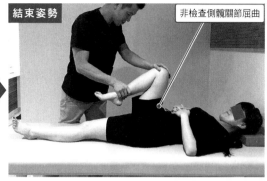
結束姿勢　非檢查側髖關節屈曲

圖 2　陽性結果

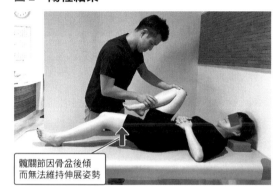
髖關節因骨盆後傾
而無法維持伸展姿勢

圖 3　角度受限

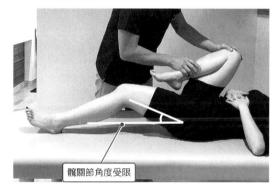
髖關節角度受限

☑ **常見錯誤**

彎曲非檢查側髖關節時，小心不要誘發疼痛。務必理解這個動作的目的只是為了消除腰椎前凸。

圖 4　關節動作

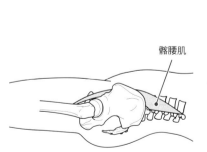
髂腰肌

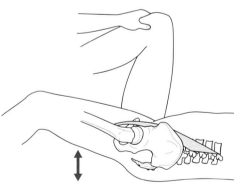

非檢查側髖關節屈曲
使骨盆後傾。因髂腰
肌等屈肌伸展性變
差，進而造成檢查側
髖關節屈曲。

引用改編自參考文獻2）

- modified Ober's test（修飾型歐柏測試，圖5）…檢查闊筋膜張肌的緊繃程度。
- Ely test（股直肌攣縮測試，P74）…檢查股直肌的伸展性。

圖5　修飾型歐柏測試

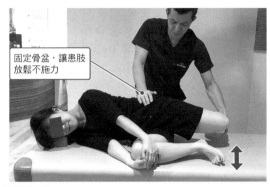

固定骨盆，讓患肢放鬆不施力

- 患者採取檢查側下肢在上方的側臥姿勢。
- 非檢查側下肢屈曲，雙手緊抱膝蓋以固定骨盆於後傾位置。
- 施測者幫忙支撐檢查側下肢，讓患者放鬆不施力。

陽性結果： 放鬆的檢查側下肢未內收，沒有接觸床面。

檢測注意事項： 由於闊筋膜張肌始於髂前上棘（ASIS：anterior superior iliac spine），必須讓檢查側髂骨前傾，才能正確評估闊筋膜張肌的伸展性，這點務必格外留意。

 建議熟記

- 近年來，腦性麻痺者髖關節屈曲攣縮的主要原因是髂腰肌攣縮。髂腰肌由始於第12節胸椎至第5節腰椎椎體與肋突的腰大肌，以及始於髂窩的髂肌構成，二者同樣終止於股骨小轉子（圖6）。固定脊椎·骨盆帶會作用於髖關節屈曲，而固定股骨則會作用於加大髂骨前傾·腰椎前凸角度。
- 關於湯瑪士測試中髖關節角度受限，以及3D步態分析中站立期髖關節伸展角度二者之間的關連性，在使用聚斂效度的驗證研究中，腦性麻痺者r＝0.12偏低，但健康者r＝0.52為中等程度。在行走等多關節運動中，角度確實會受到膝關節和踝關節的影響，必須基於這一點來加以解釋個別檢查結果之間的關連性。

圖 6 髂腰肌

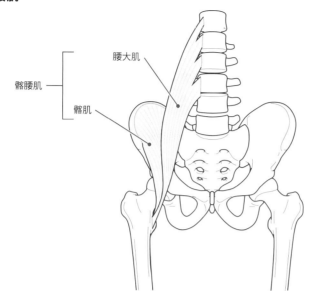

髂腰肌

腰大肌

髂肌

Ely test（股直肌攣縮測試）

目 的	檢查股直肌的伸展性。

方 法	①患者採取俯臥姿勢（圖1 起始姿勢）。 ②施測者壓住患者的檢查側骨盆，讓患者膝關節被動屈曲（圖2）。 ③這時候要固定骨盆以防止骨盆前傾（圖2）。

陽性 結果	檢查側的臀部向上浮起（髖關節屈曲）（圖3）。

檢測 注意 事項	● 務必仔細比較檢查側與非檢查側。 ● 測量臀部向上抬起前的膝關節屈曲角度，藉此量化股直肌的伸展性。 ● 確定闊筋膜張肌的伸展性變差的情況下，檢查側髖關節多半有代償性外展現象，務必仔細觀察，不要疏忽這個細節（圖4）。

評估 精準度	以膝關節屈曲角度作為指標的3名施測者間信度為ICC＝0.66（0.54～0.77），屬於中等程度[1]（表1）。務必留意不要產生骨盆前傾等代償姿勢。而關於這項檢測的效度，並沒有以健康兒童為對象的相關報告。

表1 施測者內信度‧施測者間信度[1]

		ICC（平均）	最小值～最大值
Peeler J等[1]	施測者內信度	0.69	0.50～0.83
	施測者間信度	0.66	0.54～0.77

圖1　檢測姿勢

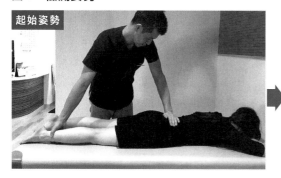

起始姿勢

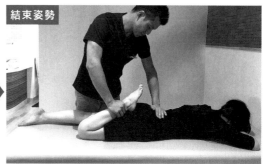

結束姿勢

圖2　檢測方法

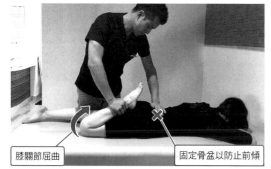

膝關節屈曲

固定骨盆以防止前傾

＊圖中記號　→：施測者操作，×：施測者加以固定

圖3　陽性結果

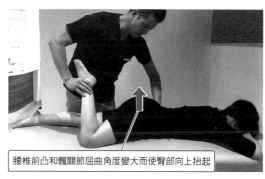

腰椎前凸和髖關節屈曲角度變大而使臀部向上抬起

圖4　檢測注意事項

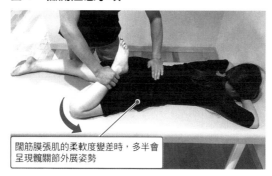

闊筋膜張肌的柔軟度變差時，多半會呈現髖關節外展姿勢

圖5　關節動作

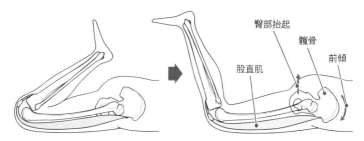

臀部抬起

髖骨

前傾

股直肌

股直肌的柔軟度變差導致髖骨於膝關節屈曲時向前傾斜，呈現髖關節屈曲（臀部抬起）姿勢。

常見錯誤

未能充分固定骨盆，無法防止骨盆前傾和腰椎前凸角度變大的代償性姿勢。

為了防止骨盆前傾，將薦骨近端往反點頭（counternutation）方向壓迫，就能確實固定骨盆。

相關理學檢測

- Thomas test（湯瑪士測試，P70）…檢查髖關節屈肌群的伸展性。
- modified Ober's test（修飾型歐柏測試，P72）…檢測闊筋膜張肌的伸展性。

建議熟記

- 股直肌攣縮測試採取的是股神經伸展姿勢。在檢測姿勢下，若大腿前側出現疼痛或感覺異常等神經症狀，代表第2～4腰椎神經根、股神經可能承受牽拉應力。
- 運動員等臀肌發達的人，跟臀距離的大小未必會反應在股直肌的伸展性上。為了確實固定在骨盆後傾姿勢，林等人建議透過讓非檢查側下肢垂落於床邊且足部著地的狀態，幫助髖關節固定於屈曲姿勢[2]（圖6）。
- 本項檢測效度的驗證報告中，僅以腦性麻痺兒童為施測對象，沒有以健康兒童為對象的相關資料。根據使用3D步態分析來驗證擺盪期的膝關節活動範圍縮小與股直肌異常放電的相關研究報告顯示，本項測試的敏感度不足，僅56～59％，而特異度為不足至略高的64～85％[3]。
- 一項以腦性麻痺兒童為對象的研究報告中，進行本項測試時，分別透過快速屈曲膝關節以評估股直肌的攣縮現象，以及透過快速屈曲膝關節以評估髖關節屈肌的攣縮現象[3]。而針對健康兒童施以同樣測試時，由於快速屈曲膝關節可能誘發股直肌的伸展反射，因此透過慢速屈曲膝關節來進行測試，比較容易有高度再現性。

圖6　將髖關節固定於屈曲姿勢的方法

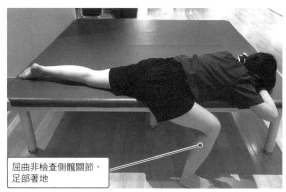

屈曲非檢查側髖關節，
足部著地

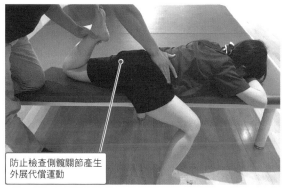

防止檢查側髖關節產生
外展代償運動

Patrick test（轉動檢查）

| 目 的 | 檢查薦髂關節功能異常或髖關節唇損傷。 |

方 法

①患者採取仰臥姿勢，患者的檢查側膝關節屈曲，並將足跟擺在對側膝關節上（圖1
起始姿勢）。

②施測者一隻手按壓非檢查側的髂前上棘（ASIS：anterior superior iliac spine）以
固定骨盆，一手將檢查側的膝關節壓向床面，促使髖關節外展外轉（青蛙腿姿勢）
（圖1 結束姿勢，圖2a）。

陽性結果

檢查側的薦髂關節和臀部產生疼痛症狀。

檢測注意事項

● 針對非檢查側也進行檢測，比較症狀出現部位與疼痛強度。

● 若要透過轉動檢查來檢測髖關節病變，鑑別診斷也是非常重要的一環。具體來
說，藉由固定同側骨盆與未固定同側骨盆，然後評估疼痛出現部位與疼痛程度變
化。在未固定骨盆的情況下，後側出現疼痛症狀；而固定骨盆的情況下，疼痛症
狀減輕或消失，這都表示疼痛可能源自於薦髂關節（圖2b）。

評估精準度

本項檢測的敏感度比較高，但特異度依研究報告而有所不同[1~3]（表1）。根據系統性
回顧研究報告[4,5]顯示，compression test（擠壓測試）、distraction test（拉離測
試）、Gaenslen test（Gaenslen測試）、Patrick test（轉動檢查）等會誘發薦髂關
節疼痛的測試中，3種（含）以上的檢測結果若呈陽性，即可判定為疼痛源自於薦髂
關節。可以基於P80的「相關理學檢測」結果、其他檢測結果和臨床觀察等進行綜
合診斷。

表1　評估精準度

	判斷基準	敏感度（%）	特異度（%）
Broadhurst NA 等[1]	1種關節內注射 疼痛減輕70%為陽性結果	100（77～100）	77（56～91）
Dreyfuss P 等[2]	2種關節內注射 疼痛減輕90%為陽性結果	69（6～79）	16（8～25）
van der WurffP 等[3]	1種關節內注射 疼痛減輕50%為陽性結果	63（42～81）	76（58～89）

※括號內表示95%信賴區間。

圖1 檢測姿勢

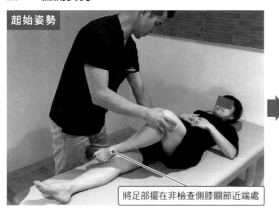

起始姿勢

將足部擺在非檢查側膝關節近端處

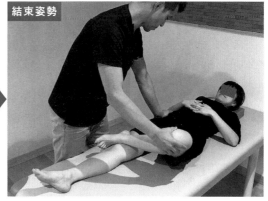

結束姿勢

4章

髖關節

圖2 檢測方法

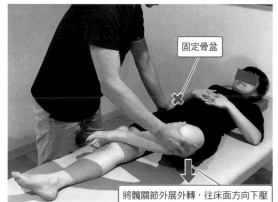

固定骨盆

將髖關節外展外轉，往床面方向下壓

a　固定骨盆的情況（一般方法）

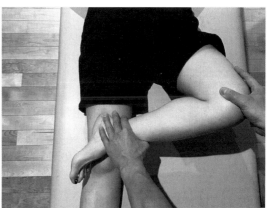

b　未固定骨盆的情況

☑ 常見錯誤

務必注意施加壓力時，要避免產生檢查側軀幹旋轉的代償動作。

One point advice

轉動檢查的檢測姿勢容易受到含股骨前傾角在內的髖關節活動範圍和疼痛等影響，一旦有髖關節症狀時，可能導致無法充分施加壓力於薦髂關節上。

flexion adduction internal rotation test（FAIR測試）

目 的	檢查梨狀肌症候群。
方 法	①患者採取仰臥姿勢，檢查側髖關節屈曲（圖1 起始姿勢）。 ②施測者一手抓握檢查側膝關節，一手抓握檢查側足部，讓患者髖關節被動內收・內轉（圖1 結束姿勢，圖2）。
陽性結果	檢查側臀部至下肢出現放射性疼痛。
檢測注意事項	● 務必也針對非檢查側進行檢測，比較兩側的症狀。 ● 基於梨狀肌起始終止的位置關係，在髖關節屈曲60～90度的情況下，梨狀肌發揮內轉肌功能而非外轉肌[1]。因此，必須在屈曲未滿90度的狀態下進行本項檢測。
評估精準度	一項以FAIR測試姿勢下脛神經或腓神經的H反射延遲反應作為判斷基準的研究中，雖然敏感度高，但特異度不足[2]（表1）。因此，本項檢測若呈陰性結果，雖然能夠排除梨狀肌症候群，但也可能是假陽性，建議搭配其他檢測方式進行診斷會較為理想。

表1　評估精準度

	敏感度（%）	特異度（%）
Fishman LM等[2]	96.8	68.6

圖1　檢測姿勢

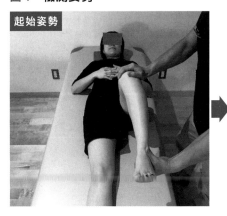
起始姿勢

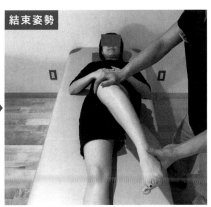
結束姿勢

圖2 檢測方法

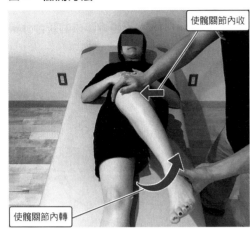

使髖關節內收

使髖關節內轉

圖3 關節動作

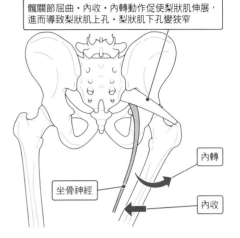

髖關節屈曲・內收・內轉動作促使梨狀肌伸展，進而導致梨狀肌上孔・梨狀肌下孔變狹窄

內轉

內收

坐骨神經

☑ 常見錯誤

髖關節屈曲角度大於90度以上時，梨狀肌不會產生牽拉應力。

Fishman 等人將起因於梨狀肌症候群的腰臀部疼痛分為①側臥姿勢的 FAIR 測試姿勢下（上方髖關節屈曲內收，被動施加內轉動作的姿勢），梨狀肌和坐骨神經交叉部位產生疼痛；②同部位有壓痛現象；③拉塞格試驗（Lasegue's test）呈陽性結果這3種，在至少滿足2種的條件下，判定為梨狀肌症候群[2]。

🔗 相關理學檢測

- Freiberg test[3]（Freiberg 測試，圖4）…針對梨狀肌施加牽拉應力的測試。
- Pace test[3]（Pace 測試，圖5）…梨狀肌收縮測試。

圖4 Freiberg 測試

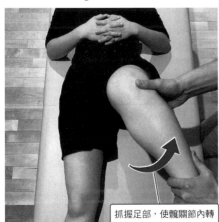

抓握足部，使髖關節內轉

- 患者採取仰臥姿勢，檢查側髖關節屈曲。
- 檢查側髖關節被動內轉，臀部出現疼痛現象為陽性結果。

圖5 Pace 測試

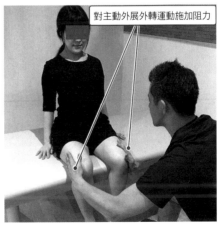

對主動外展外轉運動施加阻力

- 患者坐在床邊。
- 施測者於大腿外側施加阻力，促使髖關節外展外轉收縮，臀部出現疼痛現象即為陽性結果。

進行適當檢測的流程

患者主訴	原因所在的組織等

薦髂關節功能異常
※施以拉離測試、大腿推壓測試、壓迫測試、
Gaenslen測試、薦椎推壓測試，其中3項測
試結果呈陽性時，疑似薦髂關節功能異常。

**骨盆帶疼痛・
骨盆部位不穩定**

骨盆帶力量負荷移轉不良

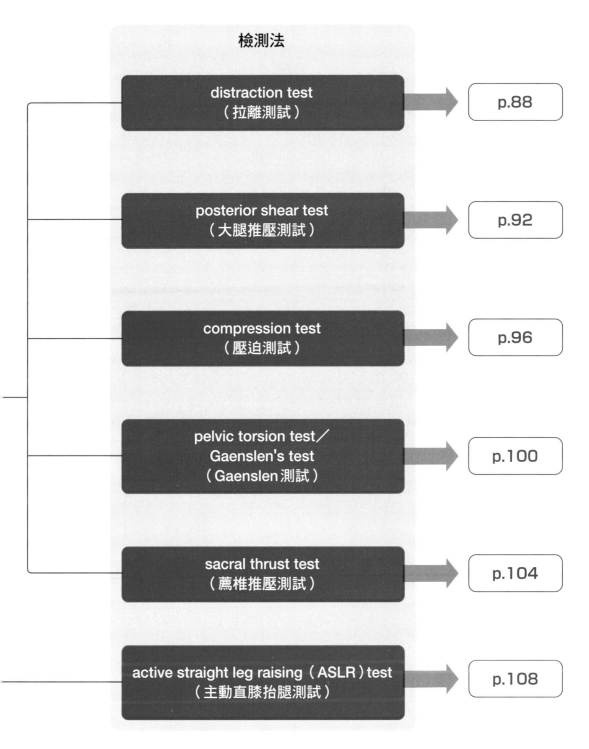

檢測法

distraction test
（拉離測試）　→ p.88

posterior shear test
（大腿推壓測試）　→ p.92

compression test
（壓迫測試）　→ p.96

pelvic torsion test／
Gaenslen's test
（Gaenslen 測試）　→ p.100

sacral thrust test
（薦椎推壓測試）　→ p.104

active straight leg raising（ASLR）test
（主動直膝抬腿測試）　→ p.108

5章

骨盆

distraction test（拉離測試）

目 的	藉由拉離薦髂關節前側部位和施加壓迫應力於後側部位以誘發疼痛的測試。

方 法	①患者採取仰臥姿勢（圖1 起始姿勢）。 ②施測者上肢交叉，將手掌擺在患者的髂前上棘（ASIS：anterior superior iliac spine）內側部位（圖2 起始姿勢）。 ③像是將髖骨向外側拉開般，慢慢地向斜下方施加壓力（圖2 結束姿勢）。

陽性結果	誘發薦髂關節疼痛。

檢測注意事項	● 比較左右側差異。 ● 請患者全身放鬆，施測者慢慢施加壓力。

評估精準度	本項檢測的敏感度區間大，但特異度很高（表1）。陽性相似比和敏感度一樣有較大區間，甚至還超過10。而陰性相似比雖然低，卻也沒有低於0.1。本項檢測結果若呈陽性，表示問題來源極可能是薦髂關節，算是一項有助於診斷的檢測。搭配其他薦髂關節的評估測試，更能精準地進行鑑別且做出正確診斷。

表1　評估精準度

	敏感度〔％〕	特異度〔％〕	陽性相似比	陰性相似比
Laslett M等[1]	91 （62～98）	87 （68～96）	4.16 （2.70～20.27）	0.11 （0.02～0.44）
Laslett M等[2]	60 （36～80）	81 （65～91）	3.20 （1.42～7.31）	0.49 （0.24～0.83）

※括號內表示95%信賴區間。
※拉離測試、大腿推壓測試、壓迫測試、Gaenslen測試、薦椎推壓測試，其中3項檢測結果呈陽性時，疑似薦髂關節功能異常。

圖1　檢測姿勢

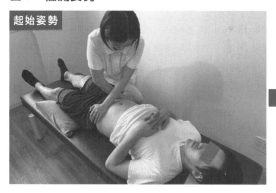
起始姿勢

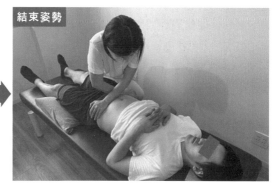
結束姿勢

圖2　檢測方法

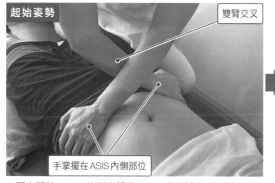
起始姿勢

雙臂交叉

手掌擺在ASIS內側部位

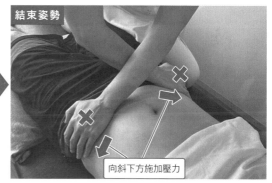
結束姿勢

向斜下方施加壓力

＊圖中記號　→：施測者操作，✕：施測者加以固定

✔ **常見錯誤**

過度用力壓迫ASIS，容易誘發疼痛，請務必特別留意。

One point advice

施壓方向若平行於床面，可能無法充分拉離薦髂關節前側部位。

圖3　關節內的動作

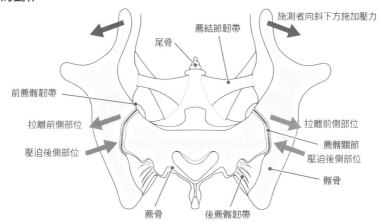

施測者向斜下方施加壓力
薦結節韌帶
尾骨
前薦髂韌帶
拉離前側部位
壓迫後側部位
薦髂關節
壓迫後側部位
髂骨
薦骨
後薦髂韌帶
拉離前側部位

- Patrick test（轉動檢查）／flexion abduction external rotation test（屈曲外展外轉測試，FABER測試，圖4）…雖然是用於篩檢髖關節疾病的測試，但對於評估薦髂關節異常現象也極有幫助。誘導髖骨往相對於薦骨的後外側方向移動。亦即壓迫薦髂關節的後側部位，並且拉離薦髂關節的前側部位。

圖4　轉動檢查

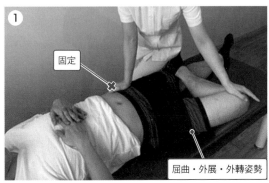
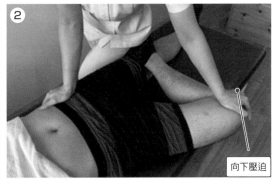

①將檢查側足部擺在對側下肢的大腿遠端部位上面。施測者固定患者髖骨，將檢查側的下肢屈曲‧外展‧外轉。

②慢慢於膝內側施加向下的壓力。

陽性結果：薦髂關節部位產生疼痛。

 建議熟記

骨盆帶的構造

- 骨盆由左右各1塊的髖骨、位於兩者之間的薦骨和尾骨構成（圖5）。
- 髖骨則是由髂骨、恥骨、坐骨3塊骨骼構成，成年後融合成一體。
- 薦骨由左右側的髂骨和關節面構成，這個關節稱為薦髂關節（圖5）。
- 在骨盆後方，薦髂關節連接髖骨和薦骨；在骨盆前方，恥骨聯合連接左右側髖骨。彼此的連接使骨盆形成環狀結構，稱為骨盆壞。

圖5　骨盆帶

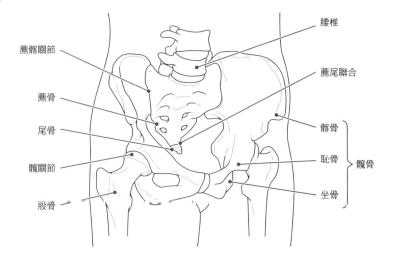

薦髂關節功能異常的發生原因

運動因子包含提起重物、長時間持續提重物、從事需要軀幹屈曲動作・提臀・經常施加扭轉力於薦髂關節上的運動（高爾夫球或足球等）、在薦髂關節上施加巨大外力、剪力增加等，這些都可能誘發功能障礙。Hansen等人[3]將薦髂關節功能異常的潛在因素分類為4種（**表2**）。

表2　薦髂關節功能異常的潛在因素

肌肉骨骼系統	發炎	惡性腫瘤及其引起的疾病	內科與外科疾病
• 僵直性脊椎炎 • 髓核突出 • 肌肉扭傷	• 發炎性腸道疾病 • 化膿性薦髂關節炎 • 鐮形血球貧血症 • 遺傳性疾病 • 萊特氏症候群 • 嗜伊紅性肉芽腫 • 骨軟骨瘤 • 乾癬性關節炎 • 廣泛性特發骨質增生症 • 後腹膜腔纖維化	• 淋巴腫瘤 • 卵巢癌 • 脊髓內腫瘤 • 腫瘤轉移 • 結腸癌 • 前列腺癌 • 風濕性多肌痛 • 多發骨髓瘤	• 腦下垂體疾病 • 纖維肌痛症 • 骨質疏鬆症 • 腹主動脈瘤

具特徵性的疼痛範圍

薦髂關節受第2腰椎神經至第4薦椎神經支配，疼痛範圍橫跨下背部、臀部、大腿後側、鼠蹊部、小腿、足部等。疼痛和麻木部位多半不符合皮節分布（**圖6**）。在一項針對薦髂關節功能異常患者的疼痛與麻木部位研究中，有9成以上的病例會出現髂後上棘周圍疼痛的現象。而關於麻木症狀，則有3成以上的病例會出現大腿後側、大腿內側至小腿內側、足部內側、足底、足跟等部位的麻木現象。

圖6　薦髂關節疼痛的特徵性表現模式

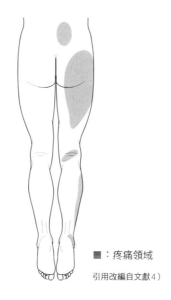

■：疼痛領域

引用改編自文獻4）

3 posterior shear test
（大腿推壓測試）

| 目 的 | 透過施加剪力於薦髂關節後側以進行誘發疼痛測試。 |

| 方 法 | ①患者採取仰臥姿勢，髖關節屈曲90度且稍微內收，而且膝關節屈曲（圖2 起始姿勢）。
②施測者單手擺在薦骨背側面，另外一隻手支撐下肢（圖2 起始姿勢）。
③透過股骨將髖骨往薦骨方向慢慢推壓（圖2 結束姿勢）。 |

| 陽性結果 | 誘發薦髂關節疼痛。 |

| 檢測注意事項 | ● 施測者站在患者的檢查側或非檢查側都可以。
● 往股骨長軸方向施加壓力（圖3）。 |

| 評估精準度 | 這項檢測的敏感度・特異度皆高（表1）。陽性相似比雖然高於1，但未超過10。陰性相似比雖然低，但並未低於0.1，表示本項檢測有助於診斷。相較於其他薦髂關節疼痛檢測，這項檢測的敏感度算是比較高，適合作為篩檢測試。也就是說，這項檢測結果若呈陰性，即可排除症狀源自於薦髂關節。 |

表1　評估精準度

	敏感度〔％〕	特異度〔％〕	陽性相似比	陰性相似比
Östgaard HC等[1]	81 （66～96）	80 （68～92）	4.07 （2.21～7.51）	0.23 （0.10～0.52）
Laslett M等[2]	88 （64～97）	69 （82）	2.80 （1.66～4.98）	0.18 （0.05～0.55）

※括號內表示95%信賴區間。

※拉離測試、大腿推壓測試、壓迫測試、Gaenslen測試、薦椎推壓測試，其中3項檢測結果呈陽性時，疑似薦髂關節功能異常。

圖 1 檢測姿勢

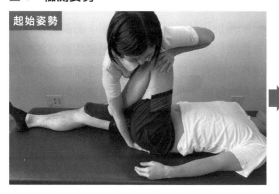
起始姿勢

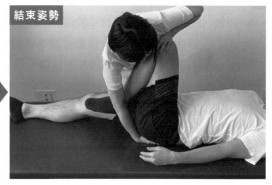
結束姿勢

圖 2 檢測方法

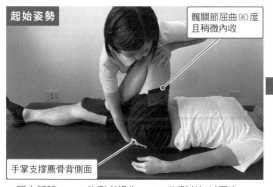
起始姿勢

髖關節屈曲90度
且稍微內收

手掌支撐薦骨背側面

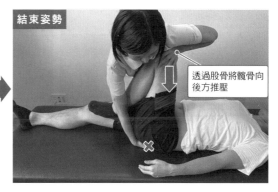
結束姿勢

透過股骨將髖骨向
後方推壓

＊圖中記號　→：施測者操作，×：施測者加以固定

☑ 常見錯誤

髖關節內收角度若變大，力量會落在薦髂關節外側，導致無法充分往正確方向施加剪力。

One point advice

一旦髖關節前方產生夾擠，容易誘發疼痛，請務必多加留意。

圖 3 關節內的動作

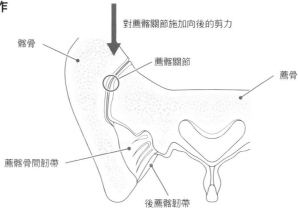

對薦髂關節施加向後的剪力

髂骨

薦髂關節

薦骨

薦髂骨間韌帶

後薦髂韌帶

compression test（壓迫測試）

目 的	透過壓迫薦髂關節前側部位和針對後側部位施加分離壓力以進行誘發疼痛的測試。

方 法	①患者採取檢查側朝上的側臥姿勢，髖關節和膝關節稍微屈曲（**圖2** 起始姿勢）。 ②施測者一手擺在髂嵴和大轉子之間，另外一隻手交疊在上面（**圖2** 起始姿勢）。 ③如同施壓於薦髂關節，將髖骨向下壓（或略向內側下方施壓）（**圖2** 結束姿勢）。

陽性 結果	誘發薦髂關節出現疼痛現象。

檢測 注意 事項	● 慢慢朝正下方（床面方向）施壓（**圖3**）。 ● 受檢者若為孕婦，更要注意容易誘發疼痛現象。

評估 精準度	針對骨盆痛症候群，本項檢測的敏感度略高；但針對薦髂關節疼痛症候群，則敏感度不足。根據Albert等人[1]的研究報告，特異度100%偏高，但根據Laslett等人[2]的研究報告，特異度69%略微不足（**表1**）。基於特異度高，若本項檢測結果呈陽性，罹患骨盆痛症候群和薦髂關節症候群的可能性相對較高。對評估骨盆帶來說，算是非常有用的檢測，但對評估薦髂關節來說，由於敏感度不足，建議搭配其他檢測方式。

表1　評估精準度

		敏感度〔%〕	特異度〔%〕	陽性相似比	陰性相似比
Albert H等[1]	骨盆帶症候群	70 （NA）	100 （NA）	NA	NA
	單側性薦髂關 節症候群	25 （NA）	100 （NA）	NA	NA
	雙側性薦髂關 節症候群	38 （NA）	100 （NA）	NA	NA
Laslett M等[2]		69 〔44～86〕	69 〔51〕	2.20 〔1.18～4.09〕	0.46 〔0.20～0.87〕

※〔　〕內表示95%信賴區間。

※NA：沒有符合

※拉離測試、大腿推壓測試、壓迫測試、Gaenslen測試、薦椎推壓測試，其中3項檢測結果呈陽性時，疑似薦髂關節功能異常。

圖1　檢測姿勢

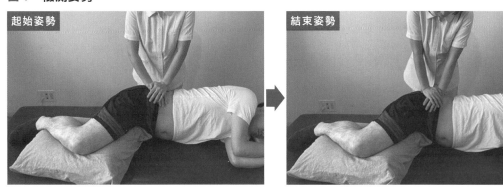

起始姿勢	結束姿勢

圖2　檢測方法

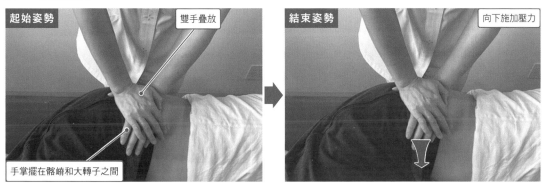

起始姿勢　　　　　　　　　雙手疊放

手掌擺在髂嵴和大轉子之間

結束姿勢　　　　　　　　　向下施加壓力

＊圖中記號　→：施測者操作

☑ 常見錯誤

如果朝外側斜向壓迫，無法正確在薦髂關節上施加壓力。

One point advice

並非只用上肢的力量壓迫，而是施測者的軀幹要移至患者軀幹上方，利用施測者的體重力量施加壓迫。

圖3　關節內的動作

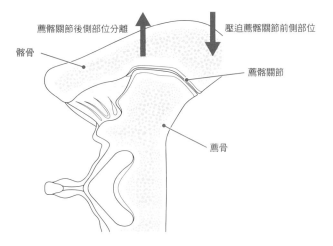

薦髂關節後側部位分離　　　　　壓迫薦髂關節前側部位

髂骨

薦髂關節

薦骨

5章
骨盆

• one finger test（單指測試，圖4）⋯用於鑑別腰痛和薦髂關節功能異常的檢測。

圖4　單指測試

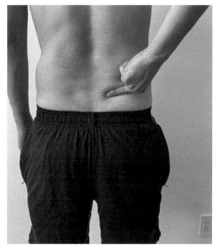

• 詢問患者最痛的部位，並請患者以一根手指指出疼痛部位。
• 同樣方式重複2次，確認2次指出的範圍大小。

陽性結果：患者指出髂後上棘的下方內側部位，若2次所指位置相差1CM以內，判定檢測結果呈陽性，表示薦髂關節功能異常。

建議熟記

點頭與反點頭

• 點頭（圖5），薦骨向前倒的同時，髂骨產生旋後動作。這時薦結節韌帶、薦棘韌帶、前薦髂韌帶的緊繃度上升。
• 反點頭（圖6），薦骨於兩側髂骨間向後倒，在這個同時，髂骨產生旋前動作。位於前側與後側的薦髂韌帶變緊繃。

圖5　點頭

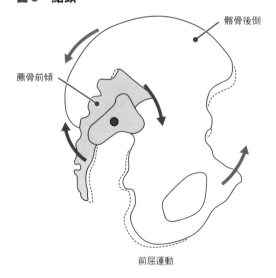

薦骨前傾
髂骨後倒
前屈運動

圖6　反點頭

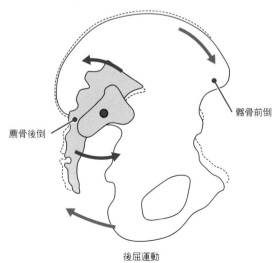

薦骨後倒
髂骨前倒
後屈運動

特異度骨盆帶疼痛與非特異度骨盆帶疼痛

　　多重器官衰竭[3]引起疼痛的部位可能與薦髂關節功能異常產生疼痛的部位重疊，因此需要進行鑑別，而鑑別的關鍵在於運動或姿勢改變引起的疼痛變化（**圖7**）。對於特異度骨盆帶疼痛，治療方針主要擺在各項疾病的對應治療，光靠運動治療或徒手治療無法有效改善症狀。

圖7　多重器官衰竭的鑑別診斷

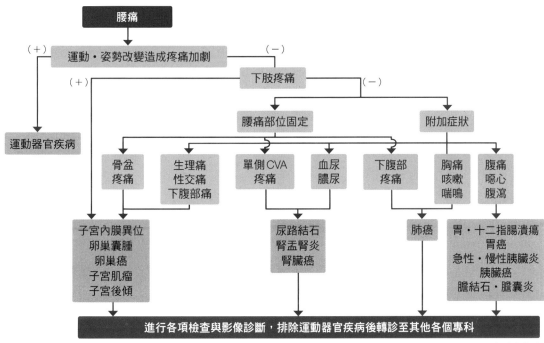

CVA：costovertebral angle（肋脊角）　　　　　　　　　　　　　　　　　　　　引用自文獻3）

影像學檢查

　　不建議進行X光素片攝影、CT和MRI等影像學檢查，因為無法做出有效的檢測結果。

- X光素片攝影：從影像中看不出薦髂關節部位的骨硬化和薦髂關節部位疼痛有什麼顯著的相關性[4]。

- CT：能夠有效觀察關節部位的裂縫變化，但薦髂關節的變化與症狀之間幾乎沒有相關性[5]。

- MRI：有助於觀察化膿性薦髂關節炎和腫瘤性的變化，以及脆弱性骨折，但是否能夠用於診斷薦髂關節功能異常，目前尚不清楚[5]。

sacral thrust test
（薦椎推壓測試）

目 的	針對薦髂關節施加剪力以誘發疼痛的檢測。

方 法	①患者採取俯臥姿勢（圖1 起始姿勢）。 ②施測者一手手掌擺在患者薦骨上，另外一隻手交疊在上方加強施力（圖2 起始姿勢）。 ③往相對於薦骨的腹側方向施加壓力（圖2 結束姿勢）。

陽性結果	誘發薦髂關節疼痛。

檢測注意事項	●針對薦髂關節前側施加剪力（圖3）。 ●用手掌沿著垂直於床面的方向施加壓力。

評估精準度	本項檢測的敏感度不足，特異度稍高（表1）。由於特異度比敏感度高，正常人出現假陽性的可能性小。也就是說，檢測結果若呈陽性，表示極可能有薦髂關節功能異常現象。但陽性相似比和陰性相似比皆偏低，缺乏檢測可用性，建議搭配其他檢測方式，以利進行臨床診斷。

表1 評估精準度

	敏感度〔％〕	特異度〔％〕	陽性相似比	陰性相似比
Laslett M等[1]	63 （39～82）	75 （58～87）	2.50 （1.23～5.09）	0.50 （0.24～0.87）
Leboeuf C[2]	NA （19～48）	NA （41～77）	0.81 （0.43～1.50）	1.14 （0.76～1.66）

※括號內表示95%信賴區間。
※NA：沒有符合
※拉離測試、大腿推壓測試、壓迫測試、Gaenslen測試、薦椎推壓測試，其中3項檢測結果呈陽性時，疑似薦髂關節功能異常。

圖1 檢測姿勢

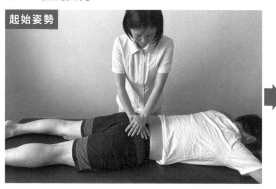
起始姿勢

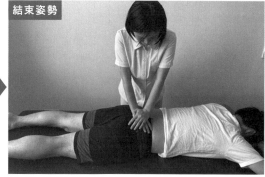
結束姿勢

圖2 檢測方法

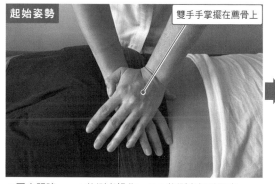
起始姿勢　雙手手掌擺在薦骨上

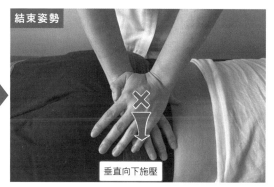
結束姿勢　垂直向下施壓

＊圖中記號　→：施測者操作，×：施測者加以固定

☑ 常見錯誤

一旦薦椎產生點頭和反點頭現象（請參照P98），壓力會施加於相關韌帶上，而非施加於薦髂關節上。

One point advice

對著床面垂直施加壓力，避免薦椎產生點頭和反點頭現象。

圖3 關節內的動作

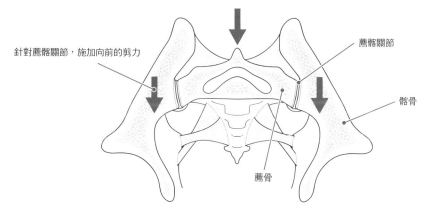

針對薦髂關節，施加向前的剪力

薦髂關節

髂骨

薦骨

- modified Newton test（修飾型牛頓測試，圖4）…針對薦髂關節施加壓迫力量以誘發疼痛的測試。直接施加壓迫力於薦髂關節上，透過改變壓迫方向，強制產生點頭與反點頭現象，提高誘發疼痛的機率[3]。

圖4　修飾型牛頓測試

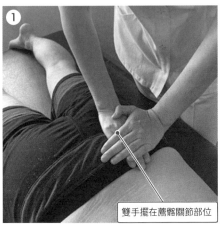

雙手擺在薦髂關節部位

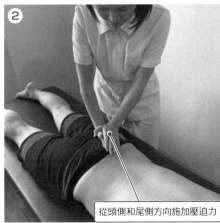

從頭側和尾側方向施加壓迫力

①患者採取俯臥姿勢。施測者一手手掌的大魚際隆突貼於患者的薦髂關節部位，另外一隻手交疊在上方。
②從頭側與尾側方向施加壓迫力於薦髂關節上。

陽性結果：薦髂關節部位產生疼痛。

 建議熟記

兩組力偶

- 力偶是指兩個大小相同的力量沿不同方向作用所產生的旋轉力矩。
- 作用於骨盆前傾的力偶為後方的豎脊肌與髂腰肌、前方的股直肌（圖5）。
- 作用於骨盆後傾的力偶則為後方的臀大肌與大腿後側肌群、前方的腹直肌與腹斜肌（圖6）。

圖5　骨盆前傾的力偶

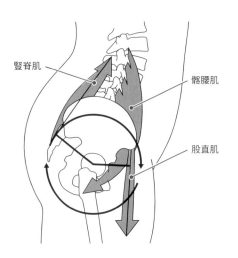

豎脊肌

髂腰肌

股直肌

圖6　骨盆後傾的力偶

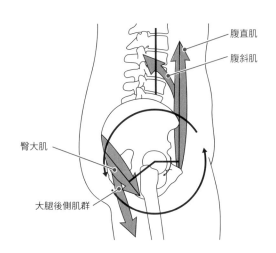

腹直肌

腹斜肌

臀大肌

大腿後側肌群

薦髂關節的穩定性與骨盆底肌群

　　骨盆帶底部有骨盆底肌群加以支撐，透過骨盆底肌的收縮提高薦髂關節的穩定性。除此之外，骨盆底肌群與呼吸同步運動，吸氣，橫膈膜下降的同時，骨盆底肌群朝尾端伸展；吐氣，橫膈膜上升的同時，骨盆底肌群的頭端隨之向上抬起（圖7）。因此吸氣時，骨盆底肌群更容易收縮。另外，骨盆底肌群經由提肛肌腱弓與閉孔內肌相連，所以也容易受到髖關節運動的影響。

圖7　骨盆底肌群（俯視圖）

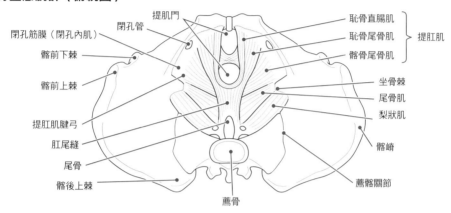

筋膜與骨盆的穩定性

　　胸腰筋膜由淺層、中層、深層構成，幫助增加薦髂關節的穩定性（圖8）。淺層連接至闊背肌與臀大肌，是協助下肢載重傳遞的重要結構。中層與腹橫肌緊緊相連，腹橫肌收縮時，經由胸腰筋膜促使後薦髂韌帶變緊繃，同時強化 force closure（力量閉合）（請參照 P 102）。

圖8　第3腰椎處的胸腰筋膜

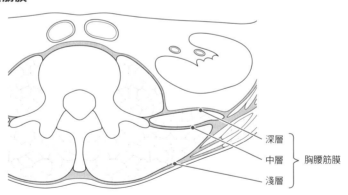

5章
骨盆

① 進行適當檢測的流程

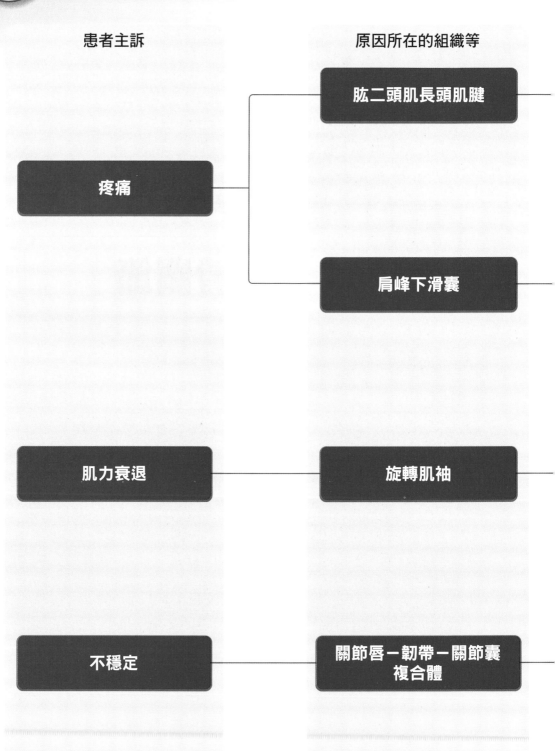

患者主訴

原因所在的組織等

肱二頭肌長頭肌腱

疼痛

肩峰下滑囊

肌力衰退

旋轉肌袖

不穩定

關節唇－韌帶－關節囊
複合體

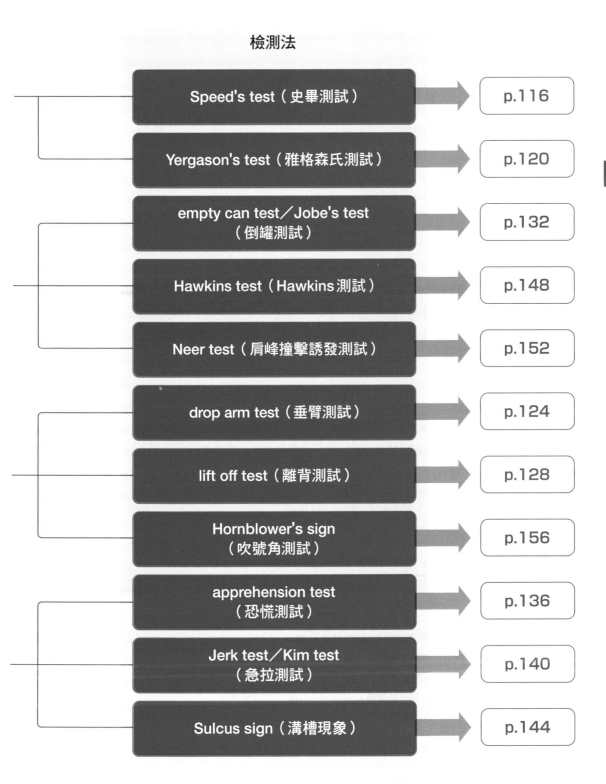

檢測法

Speed's test（史畢測試） → p.116

Yergason's test（雅格森氏測試） → p.120

empty can test／Jobe's test
（倒罐測試） → p.132

Hawkins test（Hawkins 測試） → p.148

Neer test（肩峰撞擊誘發測試） → p.152

drop arm test（垂臂測試） → p.124

lift off test（離背測試） → p.128

Hornblower's sign
（吹號角測試） → p.156

apprehension test
（恐慌測試） → p.136

Jerk test／Kim test
（急拉測試） → p.140

Sulcus sign（溝槽現象） → p.144

- 史畢測試（P116）…檢測是否有肱二頭肌長頭肌腱病變、肩關節唇損傷。
- bicipital groove tenderness test（結節間溝壓痛測試，P118）…檢測是否有肱二頭肌長頭肌腱損傷。
- uppercut test（上勾拳測試，P118）…檢測是否有肱二頭肌長頭肌腱損傷。
- bear hug test（熊抱測試，P130）…主要用於檢測肩胛下肌肌腱損傷，但也可以作為判定是否有肱二頭肌長頭肌腱損傷的檢測。
- bear hug test（壓腹測試，P130）…主要用於檢測肩胛下肌肌腱損傷，但也可以作為判定是否有肱二頭肌長頭肌腱損傷的檢測。
- pain provocation test（疼痛誘發測試，圖4）…用於診斷SLAP損傷。
- biceps load test II（肱二頭肌負荷測試，圖5）…用於診斷SLAP損傷。

圖4　疼痛誘發測試

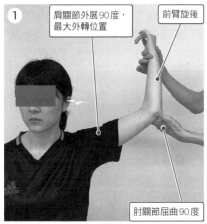
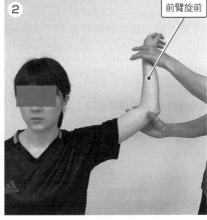

①患者採取坐姿，肘關節屈曲90度。在前臂旋後、肩關節外展90度位置時，讓肩關節外轉至最大角度。這時候詢問患者肩關節處是否有疼痛現象。

②接著於前臂旋前姿勢下進行相同檢測，同樣詢問患者肩關節處是否有疼痛現象。

陽性結果：前臂旋前姿勢下的檢測會誘發肩關節疼痛，或者相較於旋後姿勢，旋前姿勢引起的疼痛現象加劇。有這些情況時，疑似SLAP損傷。

圖5　肱二頭肌負荷測試

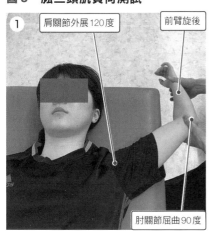
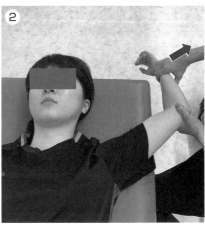

①患者採取仰臥姿勢，肩關節外展120度，肘關節屈曲90度且前臂旋後。施測者協助患者將肩關節外轉至最大角度。

②在外轉至最大角度時，患者用力屈曲肘關節以抵抗施測者的阻力。

陽性結果：抵抗阻力時，肩關節疼痛隨肘關節屈曲而來。這種情況疑似SLAP損傷。

建議熟記

肱二頭肌終點周圍的構造與功能

- 肱二頭肌遠端終止於橈骨粗隆與前臂屈肌腱膜[4,5]。
- 肱二頭肌作用於肘關節屈曲、前臂旋後。
- 理論上，進行雅格森氏測試時，透過選擇性施加負荷於前臂旋後運動，有可能減少旋轉肌袖斷裂或肩峰下夾擊症候群等症狀。

影像學檢查

- 搭配雅格森氏測試和超音波檢查一起進行檢測，有助於改善檢測的敏感度與特異度[1]（P119**表3**）。
- 超音波檢查呈陽性且雅格森氏測試也呈陽性時，檢測的特異度高達100%[1]（P119**表3**）。

臨床應用

- 本項檢測若用於判定肱二頭肌長頭肌腱，建議搭配超音波檢查。雅格森氏測試呈陽性且超音波檢查也呈陽性時，判定為有症狀肱二頭肌長頭肌腱病變。
- 雅格森氏測試結果若呈陰性，單靠一項檢測無法完全排除肱二頭肌長頭肌腱病變。
- 疑似肱二頭肌長頭肌腱病變時，並用上勾拳測試與結節間溝壓痛測試（**圖6**）。
- 疑似SLAP損傷時，則並用疼痛誘發測試與肱二頭肌負荷測試。

圖6　大力水手徵象

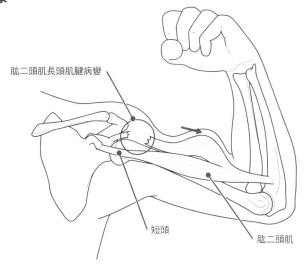

肱二頭肌長頭肌腱病變

短頭

肱二頭肌

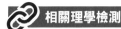

- 疼痛弧測試（圖4）⋯檢測有無夾擊症候群症狀或旋轉肌袖損傷。
- 棘下肌肌力測試（阻力下外轉測試，圖5）⋯檢測有無夾擊症候群症狀或旋轉肌袖損傷。
- external rotation lag sign（外轉遲疑徵象，P158）⋯檢測有無旋轉肌袖全層性破裂，尤其是包含棘下肌在內的巨大破裂。
- drop arm sign（垂臂徵象）⋯檢測有無旋轉肌袖全層性破裂，尤其是包含棘下肌在內的巨大破裂。

圖4　疼痛弧測試

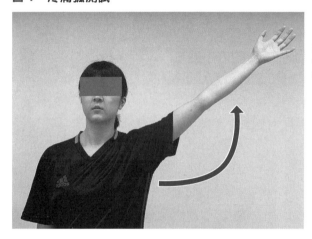

- 讓患者沿肩胛骨面將上肢提舉至最大角度，然後放下恢復垂放姿勢。

陽性結果：提舉至60～120度之間，產生疼痛現象與伴隨疼痛而來的卡卡感覺。這種情況疑似有夾擊症候群症狀或旋轉肌袖損傷。

圖5　棘下肌肌力測試

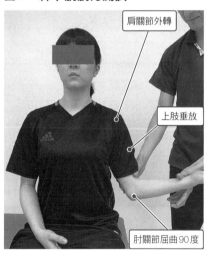
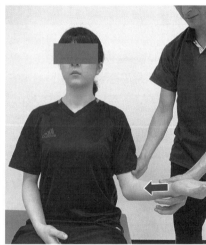

肩關節外轉

上肢垂放

肘關節屈曲90度

- 患者肘關節屈曲90度，下肢自然垂放，肩關節外轉。施測者沿內轉方向施加阻力，患者抵抗阻力以保持原有姿勢。

陽性結果：出現疼痛現象，或者肌肉無力而無法抵抗阻力。這種情況疑似有夾擊症候群症狀，或者含棘上肌・棘下肌在內的旋轉肌袖破裂。

建議熟記

旋轉肌袖損傷與肩關節疼痛

- 旋轉肌袖損傷患者之所以前往醫院就診，88%是因為疼痛，11%是因為疼痛又肌肉無力[6]。
- 邁入50歲後，旋轉肌袖破裂的機率大幅提升，相較於有症狀旋轉肌袖破裂，無症狀旋轉肌袖破裂的比例隨年齡增長而提高[7]。
- 旋轉肌袖損傷的重症度與疼痛強度無關連性[8]。
- 旋轉肌袖患者容易出現肩峰下滑囊炎，而且神經傳導物質的分泌量也會增加[9]。
- 旋轉肌袖損傷容易合併肩峰鎖骨關節功能障礙、肱二頭肌長頭肌腱炎、沾黏性肩關節囊炎等，也可能發生神經系統敏感化。

旋轉肌袖局部破裂與全層性破裂

- 旋轉肌袖局部破裂分為關節囊側、滑囊側、肌腱內側，關節囊側破裂的發生率為滑囊側破裂的2～3倍[10]。
- 旋轉肌袖局部破裂可分級為grade 1（厚度未達1/4），grade 2（厚度未達1/2），grade 3（厚度達1/2以上）[11]。
- 旋轉肌袖全層性破裂可分級為小破裂（＜1cm），中破裂（1～3cm），大破裂（3～5cm），巨大破裂（＞5cm）[12]。

臨床應用

- 除了肩關節相關疾病，頸椎疾病等其他疾患也可能出現肩關節外展肌肌力衰弱現象。
- 視必要情況，針對其他部位進行篩檢測試。

6章 肩關節

試圖向後方抬起手，但肘關節發生代償性伸展運動。

One point advice
肘關節屈曲90度，維持這個姿勢並將手向後方抬起，這樣能夠避免發生肘關節代償性伸展動作。

圖3 關節內的動作

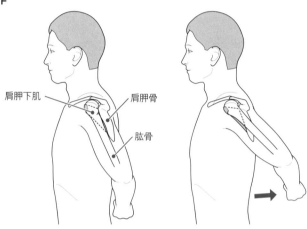

肩胛下肌　肩胛骨
肱骨

相關理學檢測

- 內轉遲疑徵象（圖4）…判定肩胛下肌肌腱損傷的檢查。
- 壓腹測試（圖5）…判定肩胛下肌肌腱損傷的檢查。
- 熊抱測試（圖6）…判定肩胛下肌肌腱損傷的檢查。

圖4 內轉遲疑徵象

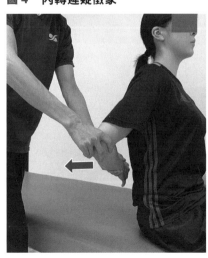
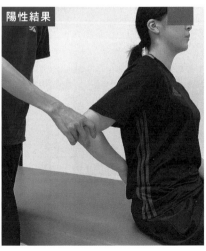

陽性結果

- 患者採取站姿或坐姿，檢查側的手以掌心朝後的方式擺在腰背部。
- 施測者將患者的手和手肘以被動方式向後方拉提，並指示患者維持最大內轉姿勢。

陽性結果：施測者鬆手時，患者無法保持最大內轉姿勢。

圖5　壓腹測試

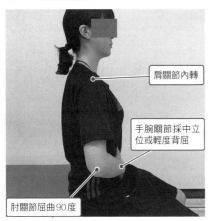

- 肩關節內轉
- 手腕關節採中立位或輕度背屈
- 肘關節屈曲90度

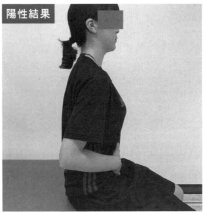

陽性結果

- 患者採取站姿或坐姿，檢查側肘關節屈曲90度，手掌擺在腹部。
- 請患者肩關節內轉，讓手肘略微位在身體側前方，而且手腕關節位於中立位或輕度背屈，維持這樣的姿勢並以手掌輕壓腹部。

陽性結果：無法維持施測者指示的姿勢，出現肩關節代償性伸展動作和手腕關節代償性掌屈動作。

圖6　熊抱測試

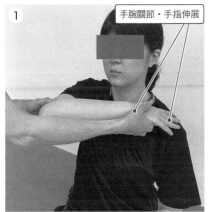

1　手腕關節‧手指伸展

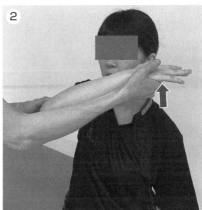

2

①患者採取站姿或坐姿，將檢查側的手掌擺在對側肩膀上。手肘朝向前方，並且請患者保持手腕關節和手指的伸展姿勢。
②施測者請患者維持這個姿勢，然後於檢查側的手自肩膀抬起方向施加力量。

陽性結果：患者無法保持這個姿勢，手不停向上抬起。

 建議熟記

肩胛下肌損傷對肩關節功能的影響

- 因旋轉肌袖巨大破裂而波及肩胛下肌下半部時，雖然能夠做到被動屈曲，主動抬起，卻無法達到90度，這種情況容易產生假性癱瘓（pseudoparalysis）[11,12]。
- 棘上肌破裂合併肩胛上肌上半部與下半部破裂時，約80%患者會出現假性癱瘓[13]。
- 棘上肌‧棘下肌破裂合併肩胛下肌上半部破裂時，約45%患者會出現假性癱瘓[13]。

肩胛下肌的肌肉活動依姿勢而有所不同

- 離背測試、熊抱測試、壓腹測試中，相較於胸大肌或闊背肌等其他肩關節內轉肌群，肩胛下肌的活動性比較高[14~16]。
- 離背測試和壓腹測試中，肩胛下肌上半部和下半部的肌肉活動沒有差異[14~16]。
- 在肩關節屈曲90度姿勢下進行熊抱測試，肩胛下肌下半部的活動性比上半部高[15]，或相同[14]。

圖 4　關節內的動作

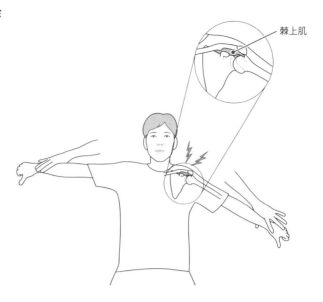

棘上肌

🔗 相關理學檢測

- 滿罐測試（圖5）⋯檢測有無夾擊症候群症狀或棘上肌損傷。
- 垂臂測試（P124）⋯檢測有無旋轉肌袖損傷。
- infraspinatus test（棘下肌肌力測試／阻力性外轉測試，P126）⋯檢測有無夾擊症候群症狀或旋轉肌袖損傷。
- Hawkins test（Hawkins測試，P148）⋯檢測有無肩峰下夾擊症候群症狀、旋轉肌袖損傷。

圖 5　滿罐測試

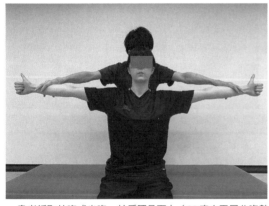
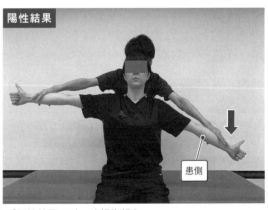

陽性結果

患側

- 患者採取站姿或坐姿，於肩胛骨面上（30度水平屈曲姿勢）肩關節外展90度，大拇指朝上。
- 施測者指示患者維持這個姿勢，於肩關節內收方向施加阻力。

陽性結果：確認有肩關節疼痛或肌力衰退現象。

建議熟記

肩關節外展運動時的棘上肌肌力活動

* 有不少關於進行倒罐測試和滿罐測試時的棘上肌肌肉活動驗證研究，但研究結果多半不一致 [7~10]。

* 根據這些研究結果，無論進行倒罐測試或滿罐測試，棘上肌的活動性都很高。

臨床應用

* 據推測，棘上肌與其他肌肉的活動因肩胛骨和肱骨頭的骨列而有所改變。

* 依患者狀態選擇適當的骨科徒手檢查也是重要關鍵。

* 若沒有出現疼痛和肌力衰退現象，判定為旋轉肌袖破裂的可能性會降低，但並用垂臂測試、棘下肌肌力測試時，必須進一步考慮患者年紀。

* 疑似有肩峰下夾擊症候群時，可以並用Hawkins測試、painful arc sign（疼痛弧測試）、棘下肌肌力測試等。

6 章

肩關節

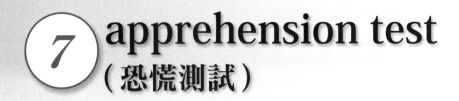 apprehension test（恐慌測試）

目 的	判定有無肩關節前側不穩定症。

方 法	①患者採取仰臥姿勢，施測者被動將患者肘關節屈曲90度，肩關節外展90度，維持在外轉最大範圍（圖1）。 ②施測者從肱骨頭後方往前方施加力量，使肩關節外轉至最大角度（圖2）。

陽性結果	確認肩關節不穩定。

檢測注意事項	● 判定基準並非疼痛，而是有快要脫臼的感覺和不穩定感覺。 ● 出現不穩定感覺後，馬上結束檢測。

評估精準度	恐慌測試原本是針對肩關節前側不穩定症的檢測，以出現疼痛為基準（非不穩定的感覺），通常也用於評估含superior labrum anterior and posterior（SLAP）損傷在內的關節唇損傷（表1）。透過以不穩定感覺為判定基準（非疼痛），使這項檢測用於判定前側不穩定症時有較高的特異度[1]。根據系統性回顧，恐慌測試、relocation test（再復位測試）、surprise test（驚嚇測試）都是高特異度的檢測，而其中surprise test（驚嚇測試）同時也是高敏感度測試[2]（表2）。搭配恐慌測試和再復位測試一起進行檢測，敏感度為81％，特異度為98％，是評估精準度相當高的集群測試[1]。 ※集群測試：為了判定‧排除某項疾病而合併進行數種骨科檢測。

表1　評估精準度

		敏感度（%）	特異度（%）	陽性相似比	陰性相似比
Jia X等[3]	所有方向都不穩定	58	96	13.51	0.44
	前側不穩定症	72	96	18.00	0.29
	後側不穩定症	20	85	1.31	0.94
	其他方向不穩定症	43	85	2.88	0.67
Oh JH等[4]	II型SLAP損傷（疼痛or不穩定感）	62	42	1.07	0.90
Farber AJ等[1]	前側不穩定症（疼痛）	50	56	1.13	0.90
	前側不穩定症（不穩定感）	72	96	20.22	0.29
Lo IK等[5]	前側不穩定症（疼痛or不穩定感）	53	99	48.42	0.48
Guanche CA等[6]	SLAP損傷（疼痛）	30	63	0.81	1.11
	關節唇損傷（疼痛）	40	87	3.08	0.69

表2 針對肩關節前側不穩定症之骨科徒手檢查評估精準度

	骨科徒手檢查	敏感度（％）	特異度（％）	陽性相似比	陰性相似比
Hegedus EJ等[2]	前側不穩定症	66	90	17.21	0.39
	再復位測試	65	95	5.48	0.55
	驚嚇測試	82	86	5.42	0.25

圖1 檢測姿勢

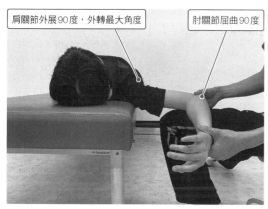

肩關節外展90度，外轉最大角度

肘關節屈曲90度

圖2 檢測方法

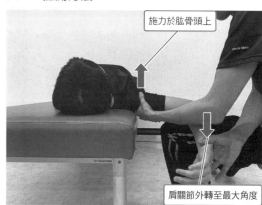

施力於肱骨頭上

肩關節外轉至最大角度

＊圖中記號 →：施測者操作

☑ 常見錯誤

勿針對不穩定感強烈的患者強性進行被動檢查，避免造成症狀惡化。

One point advice

- 進行被動肩關節運動之前，首先確實掌握主動運動時是否有不穩定感覺，以及肩關節大概位於什麼角度時會出現不穩定感覺。
- 有肩關節脫臼病史或疑似肩關節前側不穩定症時，由於檢測中容易出現不穩定現象，務必謹慎留意。
- 若肩關節才受傷沒多久，由於不穩定感相對強烈，建議不要進行這項檢測。

圖3 關節內的動作

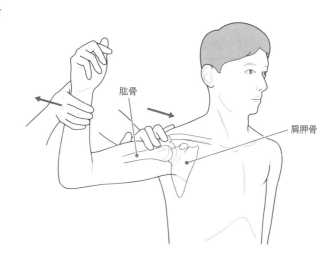

肱骨

肩胛骨

6章
肩關節

🔗 相關理學檢測

- 再復位測試（圖4）⋯檢測判定有無肩關節前側不穩定症。
- 驚嚇測試（圖5）⋯檢測有無肩關節前側不穩定症。
- Sulcus sign（溝槽現象，P144）⋯檢測有無肩關節下側不穩定症。
- load and shift test（加載移位測試，P146）⋯檢測有無肩關節前側・後側不穩定症。
- Jerk test／Kim test（急拉測試，P140）⋯檢測有無肩關節後下方關節唇損傷、後側不穩定症。

圖4 再復位測試

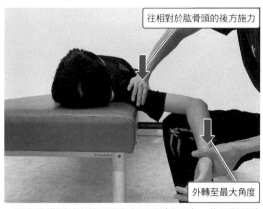

往相對於肱骨頭的後方施力

外轉至最大角度

- 若在恐慌測試姿勢下再次出現不穩定現象，往相對於肱骨頭後方施力使其穩定，並且外轉至最大角度。

陽性結果：患者的不穩定感覺有所緩解。

圖5 驚嚇測試

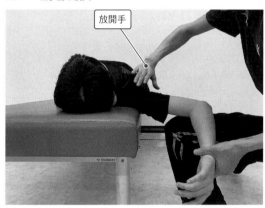

放開手

- 肩關節外展90度，往相對於肱骨頭後方施力並使其外轉（同再復位測試）。
- 達到外轉最大角度後，往肱骨頭後方施力並放開手。

陽性結果：確認肩關節有不穩定現象。

📖 建議熟記

鬆弛性與不穩定症

- 鬆弛性是指肩關節被動穩定化結構鬆弛的狀態。
- 不穩定症則是指隨著肩關節鬆弛性增加，不穩定感這種症狀也逐漸增強的狀態〔instability（不穩定症）＝laxity（鬆弛性）＋symptom（症狀）〕。

肩關節前側不穩定症的流行病學・病狀

- 就構造而言，肩關節算是最容易脫臼的關節之一，前脫臼占全肩關節脫臼的絕大多數。
- 尤其年輕運動員發生再次脫臼的機率相當高，多數需要進行手術治療。
- 前下方關節唇－韌帶複合體和關節盂的骨膜自關節盂上完全剝離的損傷，稱為班卡氏病變[7,8]。
- 在肩關節前脫位或不穩定症患者中，約有71～74％會出現班卡氏病變[9,10]。

臨床應用

- 並非只有肩關節前側不穩定症，所有病症都必須事先透過病歷確實掌握病況和醫師診療結果。
- 醫師診療過程中透過影像學檢查和身體外觀即判定為肩關節前側不穩定症的話，不需要再額外進行檢測。
- 進行恐慌測試時若出現不穩定感覺，高度疑似肩關節前側不穩定症。可以進一步透過再復位測試，確認症狀是否能緩解。
- 恐慌測試中若沒有出現不穩定感覺，再依序進行再復位測試、驚嚇測試，當所有測試結果皆呈陰性，表示肩關節前側不穩定症的可能性很小。
- 如有必要，可再視情況追加肩關節後側‧下側不穩定症的骨科徒手檢查。
- 出現疼痛症狀而非不穩定感覺的話，可能是內夾擊症候群。

6 章

肩關節

- load and shift test（加載移位測試，圖4）…檢測有無肩關節前側・後側不穩定症。
- apprehension test（恐慌測試，P136）…檢測有無肩關節前側不穩定症。
- Jerk test／Kim test（急拉測試，P140）…檢測有無肩關節後下方關節唇損傷、後側不穩定症。

圖4　加載移位測試

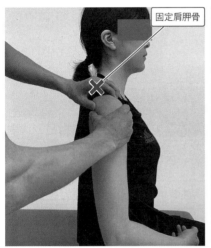

固定肩胛骨

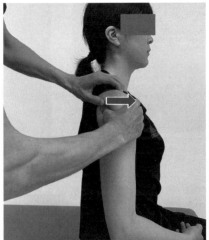

- 患者採取坐姿或仰臥姿勢，施測者一手固定患者肩胛骨，另外一隻手將肱骨壓向關節盂，透過向前、向後推壓以評估肱骨頭的移位情況。

陽性結果：確認肱骨頭有過度活動的情況。一般而言，肱骨頭移位0～25%屬於正常範圍；25～50%為等級Ⅰ；移位50%以上且越過關節盂邊緣，能夠自然復位為等級Ⅱ；移位50%以上且完全越過關節盂邊緣，無法自然復位為等級Ⅲ。

 建議熟記

關節鬆弛症和不穩定症的分類

- 如同結締組織疾病（唐氏症、鬆皮症等），關節鬆弛症也分為全身關節鬆弛症和局部關節鬆弛症（肩關節前側・後側・下方鬆弛症）。
- 除了肩關節下方，前側與後側都有鬆弛情況，但最後依舊能夠自然復位的狀態稱為多方向不穩定症（MDI：multidirectional instability）。
- 患有MDI的患者進行溝槽現象檢測，多半會呈陽性結果。

肱骨頭穩定機制

- 上肢垂落的狀態，上盂肱韌帶（SGHL：superior glenohumeral ligament）和中盂肱韌帶負責限制肱骨頭向前滑脫[4]。
- 上肢垂落的狀態，SGHL限制肱骨頭向後滑脫[4]。
- 上肢垂落的狀態，SGHL和下盂肱韌帶複合體限制肱骨頭向下滑脫[4]。
- 關節囊內的關節內壓力（負壓）也具有限制肱骨頭向下滑脫的效果[5]。

臨床應用

• 進行溝槽現象和加載移位測試時，基本上採取正常休息狀態的坐姿，相較於恐慌測試和急拉測試，比較不容易出現不穩定感覺。

• 疑似有不穩定症時，進行恐慌測試和急拉測試之前，先施行溝槽現象和加載移位測試，有助於掌握關節鬆弛程度（圖5）。

• 若判定為鬆弛程度嚴重，進行恐慌測試和急拉測試時，務必留意勿使不穩定的情況惡化。

圖 5　檢測順序

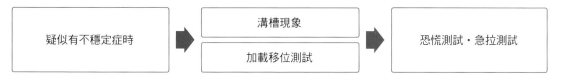

| 疑似有不穩定症時 | → | 溝槽現象 | → | 恐慌測試・急拉測試 |
| | | 加載移位測試 | | |

6章

肩關節

✔ 常見錯誤

針對主動運動會引起強烈疼痛的病例，為避免疼痛惡化加劇，注意勿施加過度壓力。

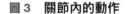
在 Hawkins 測試中，以被動方式施加壓力之前，先進行壓痛評估和主動運動檢查。

圖 3　關節內的動作

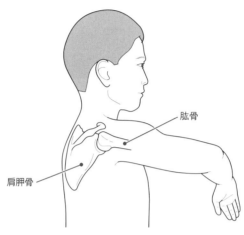

肱骨

肩胛骨

引用改編自文獻13）

🔗 相關理學檢測

- cross-body adduction test（水平內收測試，圖4）…檢測有無夾擊症候群症狀。
- Neer test（肩峰撞擊誘發測試，P152）…檢測有無肩峰下夾擊症候群症狀、旋轉肌袖損傷。
- empty can tes（倒罐測試，P132）…檢測有無棘上肌損傷、夾擊症候群症狀。
- 疼痛弧測試（P126）…檢測有無夾擊症候群症狀或旋轉肌袖損傷。
- 棘下肌肌力測試（P126）…檢測有無夾擊症候群症狀或旋轉肌袖損傷。

圖 4　水平內收測試

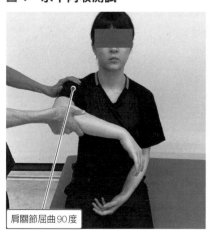

肩關節屈曲90度

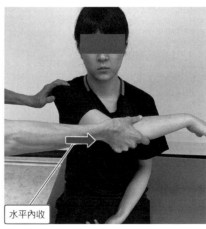

水平內收

- 患者採取站姿或坐姿，施測者將患者的肩關節從屈曲90度水平內收至最大角度。

陽性結果：出現肩關節疼痛現象。疑似肩峰下夾擊症候群、內夾擊症候群、喙突夾擊症候群。

建議熟記

Hawkins 測試姿勢中骨骼‧軟組織的連接（圖5）

- 肩峰和棘上肌‧棘下肌連接在一起（肩峰下夾擊症候群）[12]。
- 喙肱韌帶和旋轉肌袖‧肱二頭肌長頭肌腱連接在一起[13]。
- 關節囊後上方和棘上肌關節面連接在一起（內夾擊症候群）[12,13]。
- 關節囊前上方和肩胛下肌關節面連接在一起（內夾擊症候群）[13]。
- 肩胛下肌肌腱往喙突方向靠近（喙突夾擊症候群）[12,13]。

臨床應用

- 疑似肩峰下夾擊症候群或旋轉肌袖損傷時，首先進行主動運動評估（疼痛弧測試等），接著再進行被動運動評估（Hawkins 測試）和阻力運動評估（棘下肌肌力測試）（圖6）。若所有檢測結果皆呈陰性，表示肩峰下夾擊症候群或旋轉肌袖損傷的可能性很低；若所有檢測結果皆呈陽性，則表示肩峰下夾擊症候群或旋轉肌袖損傷的可能性很高。另一方面，垂臂測試呈陽性結果且患者年齡超過60歲的話，可能會伴隨產生旋轉肌袖全層性破裂。
- 單憑骨科徒手檢查進行肩峰下夾擊症候群、旋轉肌袖局部或全層性破裂的分類鑑別其實很困難，建議搭配超音波檢查或MRI等影像進行評估。

6 章

肩關節

圖 5　Hawkins 測試姿勢和夾擊症候群

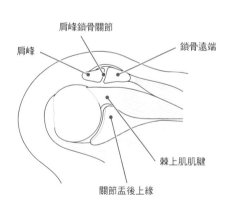
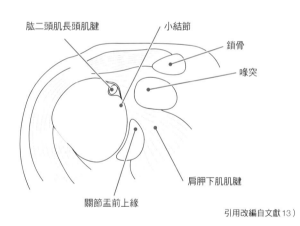

引用改編自文獻13）

圖 6　檢查順序

```
疑似有肩峰下夾擊症候群或    →    疼痛弧測試      →    棘下肌肌力測試（阻力運動）
旋轉肌袖損傷                    （主動運動）
                                              Hawkins 測試（被動運動）
```

11 Neer test（肩峰撞擊誘發測試）

目 的	判定有無肩峰下夾擊症候群、旋轉肌袖損傷。

方 法	①患者採取站姿或坐姿，施測者一手固定患者的肩胛骨，另外一隻手抓握上臂遠端（圖1）。 ②施測者以被動方式將患者的肩關節強制屈曲至最大角度（圖2）。

陽性結果	出現肩關節疼痛現象。

檢測注意事項	肩胛骨容易在肩關節屈曲時向上提起，所以固定肩胛骨的手盡量擺在容易由上往下按壓的位置。

評估精準度	肩峰撞擊誘發測試主要用於檢查肩峰下夾擊症候群。針對夾擊症候群、旋轉肌袖損傷的敏感度，屬於略高～高，所以本項檢測結果若呈陰性，表示可以加以排除。但也由於特異度不高，即使檢測結果呈陽性，還不足以作為確定診斷的依據（表1）。

表1 評估精準度

		敏感度〔%〕	特異度〔%〕	陽性相似比	陰性相似比
Somerville LE等[1]	肌腱變性	69	35	1.05	0.90
	旋轉肌袖全層性破裂	72	38	1.16	0.74
Kelly SM等[2]	夾擊症候群	62	0	—	—
Bak K等[3]	棘上肌全層性破裂	60	35	0.92	1.14
Michener LA等[4]	夾擊症候群	81	54	1.76	0.35
Gill HS等[5]	肱二頭肌長頭肌腱局部損傷	64	41	1.09	0.88
Parentis MA等[6]	Ⅱ型 SLAP 損傷	48	51	0.98	1.02
Park HB等[7]	夾擊症候群	68	69	2.17	0.47
Nakagawa S等[8]	上方關節唇損傷	33	60	0.83	1.12
MacDonald PB等[9]	滑囊炎	75	48	1.43	0.53
	旋轉肌袖損傷	83	51	1.69	0.33
Calis M等[10]	夾擊症候群	89	31	1.28	0.37
	棘上肌全層性破裂	90	29	1.26	0.35

圖 1　檢測姿勢

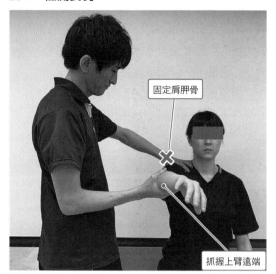

固定肩胛骨

抓握上臂遠端

圖 2　檢測方法

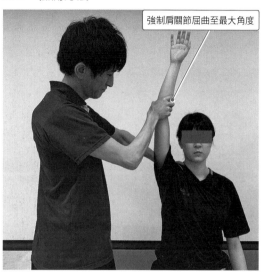

強制肩關節屈曲至最大角度

6章

肩關節

☑ **常見錯誤**

針對主動運動中產生強烈疼痛的患者，為避免疼痛惡化加劇，注意勿過度施加壓力。

One point advice

進行肩峰撞擊誘發測試，以被動方式施加壓力之前，首先進行壓痛評估和主動運動檢查。

圖 3　關節內的動作

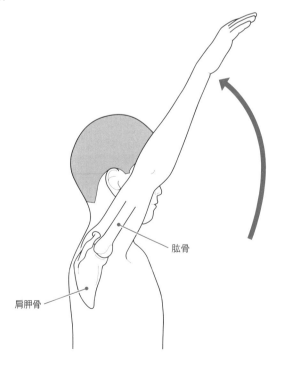

肱骨

肩胛骨

引用改編自文獻 12）

153

- Yocum impingement test（Yocum夾擊測試，圖4）…透過主動運動檢測有無夾擊症候群症狀。
- Hawkins test（Hawkins測試，P148）…檢測有無肩峰下夾擊症候群症狀、旋轉肌袖損傷。
- empty can test（倒罐測試，P132）…檢測有無棘上肌損傷、夾擊症候群症狀。
- painful arc sign（疼痛弧測試，P126）…檢測有無夾擊症候群症狀或旋轉肌袖損傷。
- infraspinatus test（棘下肌肌力測試，P126）…檢測有無夾擊症候群症狀或旋轉肌袖損傷。

圖4　Yocum 夾擊測試

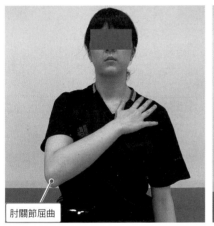
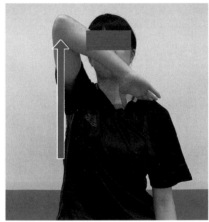

- 患者將檢查側的手擺在對側肩膀上，於肘關節屈曲姿勢下向上抬起手肘（於肩關節內轉位置進行主動上提運動）。

陽性結果：肩關節出現疼痛現象。疑似肩峰下夾擊症候群、內夾擊症候群、喙突夾擊症候群等。

肘關節屈曲

建議熟記

肩峰撞擊誘發測試姿勢下骨骼・軟組織的連接（圖5）
- 連接肩峰的面積大小不一，大結節和旋轉肌袖可能連接在一起[11,12]。
- 連接喙肱韌帶的面積大小不一，旋轉肌袖和肱二頭肌長頭肌腱、大・小結節可能連接在一起[12]。
- 關節盂上方和旋轉肌袖關節面連接在一起（內夾擊症候群）[11,12]。
- 旋轉肌袖未與喙突連接在一起（不會產生喙突夾擊症候群）[11,12]。

臨床應用
- 肩峰撞擊誘發測試不適合用於判定疼痛或組織損傷部位。
- 可用於推估誘發肩關節疼痛的機制，以及作為恢復日常生活活動・體育活動（舉例來說，雙手高舉過頭的伸展動作或游泳動作）的基準之一。
- 與其說Yocum夾擊測試具有診斷價值，不如說具有患者自行操作的價值。對於掌握以被動運動施加壓力前的疼痛程度，以及評估治療效果很有用。

圖 5　肩峰撞擊誘發測試姿勢的夾擊症候群

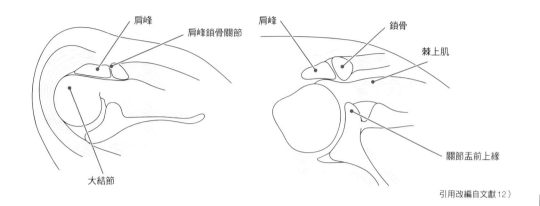

引用改編自文獻12）

第7章

肘關節

進行適當檢測的流程

患者主訴	原因所在的組織等

手肘外側疼痛 ———— **手腕關節背屈肌肌腱**

手肘內側疼痛 ———— **旋前屈肌肌腱**

前臂‧手尺側發麻 ———— **尺神經**

檢測法

網球肘測試（阻力性手腕伸直動作測試／
Cozen's test ／Thomsen test） → p.164

高爾夫球肘測試
（阻力性掌屈測試／阻力性旋前測試） → p.168

針對尺神經進行Tinel's sign
（敲擊測試） → p.172

② 網球肘測試（阻力性手腕伸直動作測試／Cozen's test／Thomsen test）

| 目 的 | 判定網球肘（肱骨外上髁炎）。 |

方 法

Cozen's test（阻力性手腕伸直動作測試）

①患者採取坐姿，維持肘關節輕度屈曲，前臂旋前，手腕關節中立位，手指屈曲的姿勢（圖1）。

②施測者固定患者手肘，以拇指觸診肱骨外上髁（圖2）。

③施測者另外一隻手於手腕關節掌屈方向施力，患者用力背屈以抵抗施測者的阻力（圖2）。

Thomsen test

④肘關節屈曲姿勢不會誘發疼痛的情況下，追加伸展姿勢的評估。

陽性結果

肱骨外上髁出現疼痛現象。

檢測注意事項

● 先從健側開始進行檢測。

● 若手腕關節進行主動背屈運動時出現疼痛現象，不要勉強繼續進行徒手阻力性檢測。

評估精準度

針對肱骨外上髁炎的骨科徒手檢測，包含P166的「相關理學檢測」在內，根據目前可靠的科學實證，尚且沒有任何評估精準度的驗證研究[1]，只有使用手持測力器（HHD：hand-held dynamometer）量測最大握力的敏感度與特異度有相關驗證研究[1,2]（表1）。然而根據研究報告顯示，基於參考標準（reference standard）的診斷並不明確，也沒有進行MRI、超音波檢查、關節鏡檢查等的相關記載。基於上述理由，建議將網球肘測試作為多項檢測的其中一種。

表1　最大握力檢測的評估精準度

		敏感度〔％〕	特異度〔％〕	陽性相似比	陰性相似比
Dorf ER等[2]	5%握力降低	83	80	4.2	0.21
	8%握力降低	80	85	5.33	0.24
	10%握力降低	78	90	7.7	0.24

圖 1　起始姿勢

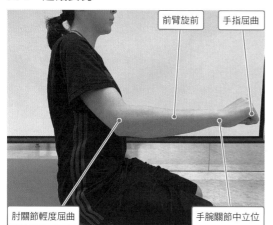

前臂旋前　手指屈曲

肘關節輕度屈曲　手腕關節中立位

圖 2　檢測方法

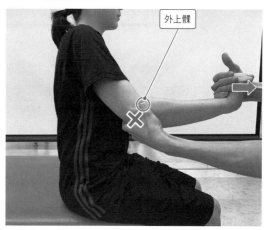

外上髁

＊圖中記號　→：施測者操作，×：施測者加以固定

☑ 常見錯誤

如果一開始就施加過大阻力，可能容易導致疼痛加劇，這一點務必多加留意。尤其患有慢性或難治性肱骨外上髁炎的患者，甚至可能產生神經敏感化症狀，必須於檢測前詳細說明檢測內容，並且事先進行壓痛檢測，從健側開始進行檢查。

One point advice

施測者以不同於檢查側的手固定患者手肘，然後以拇指觸診肱骨外上髁。

圖 3　關節內的動作

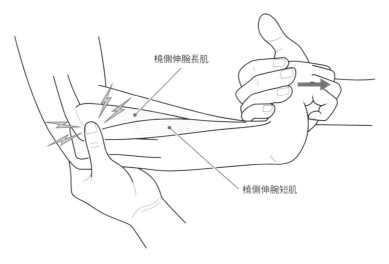

橈側伸腕長肌

橈側伸腕短肌

引用改編自文獻3）

- middle finger extension test／Maudsley's test（中指伸直測試）[1]…判定網球肘（肱骨外上髁炎）的檢測。
  ①患者採取前臂旋前姿勢，用力伸直中指以抵抗施測者的阻力。
  ②肱骨外上髁產生疼痛現象表示檢測結果呈陽性，疑似網球肘。
- Mill's test（橈側伸腕肌伸展測試）[1]…判定網球肘（肱骨外上髁炎）的檢測。
  ①患者採取肘關節伸展，前臂旋前姿勢，手腕關節掌屈至最大角度。
  ②肱骨外上髁產生疼痛現象表示檢測結果呈陽性，疑似網球肘。
- pain-free grip strength test，maximal grip strength test（握力測試）…用於掌握病症和判定治療效果的檢測。
  → pain-free grip strength test（無痛握力測試）：患者於肘關節屈曲或伸展姿勢下手持握力器，出現疼痛時即結束測量，施測者記錄握力數值[4]。肱骨外上髁炎患者的患側數值約為健側的40%左右[5]。
  → maximal grip strength test（握力測試）：患者於肘關節屈曲或伸展姿勢下手持握力器，施測者記錄最大握力數值。進行健患側差異評估（參照：**表1**）。
- radial nerve neurodynamic test（橈神經動力學測試，**圖4**，請參照P264）[4]…主要用於檢查橈神經系統。
- fringe impingement test（滑膜皺襞夾擊測試，**圖5**）…主要用於檢查滑膜皺襞病變。

圖4　橈神經動力學測試

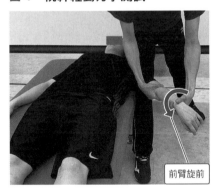
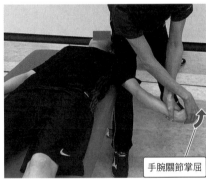

前臂旋前

手腕關節掌屈

- 依序進行肩帶下壓、肘關節伸展、肩關節內轉、前臂旋前（①）、手腕關節掌屈（②）、手指屈曲、肩關節外展。

陽性結果：肘關節外側出現疼痛現象，頸椎側彎且肩帶上提導致症狀惡化・減輕。約40%的肱骨外上髁炎患者會呈陽性反應[6]。

圖5　滑膜皺襞夾擊測試

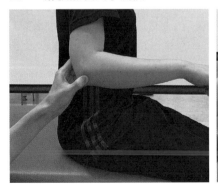
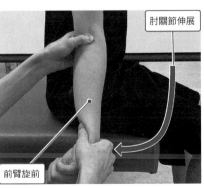

肘關節伸展

前臂旋前

- 施測者的手擺在患者的肱橈關節上，使前臂旋前的同時伸直肘關節。

陽性結果：肱橈關節後外側產生疼痛現象，疑似滑膜皺襞病變。

建議熟記

肱骨外上髁炎的流行病學·危險因子

- 肱骨外上髁炎，俗稱網球肘，也會發生在非網球愛好者身上。
- 約占一般人口的1～3%，沒有明顯的男女差異，但好發於40～60歲的族群[7,8]。
- 吸菸者、從事勞力工作、長時間持續反覆動作的人有較高的發病風險[7,8]。

肱骨外上髁炎的病狀·症狀

- 肱骨外上髁炎的病理特徵是肌腱病變（tendon pathology）、疼痛變化（pain system changes）、運動系統受損（motor system impairments）[9]。
- 主要病狀為橈側伸腕短肌（ECRB：extensor carpi radialis brevis）細微損傷，以及伴隨而來的膠原蛋白排列紊亂、血管增生、感覺神經異常[10,11]。
- 可能產生握力降低、手腕關節背屈肌肌力下降，以及肩帶肌力下降等情況[4,12]。

肱骨外上髁周圍解剖

- 肱骨外上髁除了有ECRB附著，還有橈側伸腕長肌、伸指總肌、尺側伸腕肌、外展小指肌、肱橈肌、肘肌。
- ECRB損傷機轉包含離心負荷[13]、壓迫·剪力負荷[14]。

肱骨外上髁炎和必須進行鑑別的手肘外側疼痛原因

- 可能是神經夾擠障礙、後外側旋轉不穩定症、滑膜皺襞症候群、小兒骨軟骨病、肱骨小頭剝離性骨軟骨炎、肱橈關節退化性關節炎[15]。

影像學檢查

- 超音波檢查有助於診斷肱骨外上髁炎[16]。但超音波和MRI分級則與主觀疼痛·功能沒有相關性[17]。
- 進行影像學檢查的意義在於鑑別手肘外側疼痛的原因、判定預後不良原因、預測是否適合採取手術治療法[18]。

臨床應用

- 疑似肱骨外上髁炎時，歸納病歷、問診、前述的流行病學、危險因子等資料，前測機率會因為這些資訊而有所變動。
- 雖然檢查的診斷精準度尚不明確，但多數肱骨外上髁炎患者會於阻力性背屈或中指伸展時出現疼痛現象，而這也是診斷基準之一。

7 章

肘關節

第**8**章

前臂／腕關節

grind test, axial compression-rotation test
（輾磨測試）

目　的	檢測拇指腕掌關節（CM關節）炎。

方　法	①患者採取坐姿，施測者站在患者正前方（圖1 起始姿勢）。 ②施測者抓握患者的患側掌骨基部，並以自身的對側上肢固定患者的手腕關節（圖2 起始姿勢）。 ③於拇指CM關節施加軸壓力的同時，使第一掌骨進行旋轉運動（圖2 結束姿勢）。

陽性 結果	拇指CM關節處的疼痛現象惡化加劇。

檢測 注意 事項	●最重要的是確實於拇指CM關節上施加軸壓力。 ●若沒有確實抓握掌骨，容易變成施加壓力於掌指關節（MP關節），而非CM關節。

評估 精準度	輾磨測試的敏感度不足，但特異度高，因此本項檢測結果若呈陽性，罹患拇指CM關節炎的可能性很高（表1）。

表1　**評估精準度**

	敏感度（%）	特異度（%）	陽性相似比	陰性相似比
Choa RM等[1]	30	96.7	－	－
Sela Y等[2]	64（54～73）	100（78～100）	－	－
Merritt MM等[3]	42～53	80～93	6.00	0.62
片岡等[4]	19	95	－	－

※括號內表示95%信賴區間。
※根據文獻1），陽性預測值為90%，陰性預測值為58%。根據文獻2），陽性預測值為100（92～100）%，陰性預測值為37（25～50）%。

圖 1　檢測姿勢

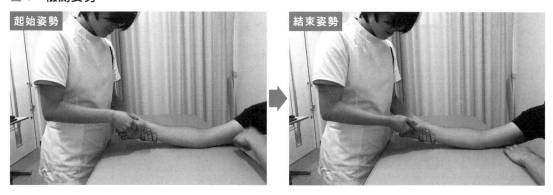

起始姿勢　　結束姿勢

圖 2　檢測方法

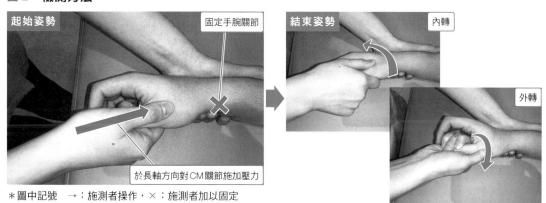

起始姿勢　　固定手腕關節

結束姿勢　　內轉

外轉

於長軸方向對CM關節施加壓力

＊圖中記號　→：施測者操作，×：施測者加以固定

☑ 常見錯誤

第一掌骨旋轉時，產生手腕關節內收外展、掌屈背屈的代償性動作。

One point advice

施測者的對側上肢將患者手腕關節輕輕往遠端方向拉伸，於CM關節上施加壓力，藉由牢牢固定手腕關節，使第一掌骨容易進行旋轉運動。

圖 3　關節內的動作

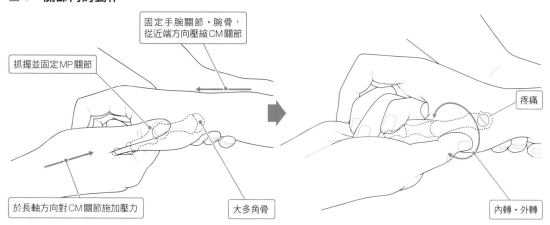

固定手腕關節・腕骨，從近端方向壓縮CM關節

抓握並固定MP關節

疼痛

於長軸方向對CM關節施加壓力　　大多角骨　　內轉・外轉

8 章

前臂／腕關節

- 牽拉位移（脫臼・復位）測試…檢查拇指CM關節炎。根據Choa等人和Merritt等人的研究報告，比起輾磨測試，牽拉位移（脫臼・復位）測試（敏感度66.7％、特異度100％）更有助於鑑別診斷拇指CM關節炎[2,3]。

- axial compression-adduction test（拇指壓縮內收測試，圖4）…針對拇指CM關節施加壓縮＋內收壓力以誘發疼痛的測試。

- thumb adduction and extension provocative test（拇指內收伸展測試，圖5）…針對拇指CM關節施加過度伸展壓力以誘發CM關節掌側疼痛的測試[4,5]。根據片岡等人的研究報告，比起輾磨測試，拇指內收伸展測試（敏感度97％、特異度88％）更有助於判定診斷[4]。

圖4 拇指壓縮內收測試

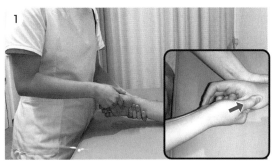
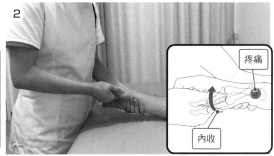

①抓握第一掌骨基部，於長軸方向施加軸壓力。
②使拇指CM關節進行內收運動。
陽性結果：CM關節處出現疼痛現象。

圖5 拇指內收伸展測試

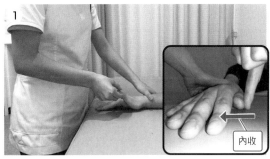
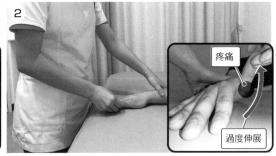

①患者拇指處於內收位置。
②讓拇指往背側過度伸展。
陽性結果：CM關節掌側出現疼痛現象。

 建議熟記

拇指CM關節的韌帶構造與功能（圖6）

- 大多角骨與第一掌骨關節面的曲率不一樣，第一掌骨基部於拇指進行橈側外展運動時向背側半脫位，復位時則向橈側半脫位。由於拇指CM關節有較大的關節活動範圍，除了骨性支撐，周圍韌帶和關節囊的支撐性也非常重要[6]。

- 支撐拇指 CM 關節的軟組織中，掌間韌帶（IML：intermetacarpal ligament）、前斜韌帶（AOL：anterior oblique ligament，穩定旋轉運動功能）、背橈韌帶（DRL：dorsoradial ligament，防止背側脫臼功能）的功能尤其重要[7]。

拇指 CM 關節炎的發病機轉

- 拇指 CM 關節炎的發病原因包含韌帶‧關節囊不穩定、肌肉‧肌腱問題、關節形態異常‧發育不全或應力分散不良等。

- 拇指 CM 關節屬於鞍狀關節，適合進行屈伸運動，不適合進行旋轉運動。捏掐‧抓握動作中，為了使食指與拇指對立，必須進行旋轉運動，這使得應力集中在拇指 CM 關節上。當應力反覆施加於拇指 CM 關節上，容易造成韌帶逐漸鬆弛而使拇指 CM 關節變得不穩定。

- 歐美人罹患拇指 CM 關節炎的機率比較高，日本人則是罹患拇指指間關節（IP 關節）炎和食指‧中指遠端指間關節（DIP 關節）炎的機率比較高。根據報告顯示，罹患機率的不同與使用筷子的頻率等生活方式有關[8]。

- 相比於男性，女性多半有大多角骨‧第一掌骨間的關節面發育不全的問題（關節相容性不一致），因此女性比較容易發生應力集中問題[9]（圖7）。

拇指 CM 關節炎的治療方法

- 以保守治療為首選。根據研究報告顯示，裝具治療法能夠有效改善症狀，Eaton 分類第 1、2 階段的病例中約有 70～90% 獲得改善；第 3、4 階段的病例中約有 50～70% 獲得改善[10~11]（表2）。

圖6　拇指 CM 關節的韌帶

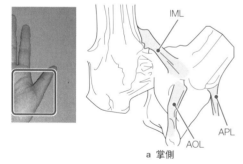
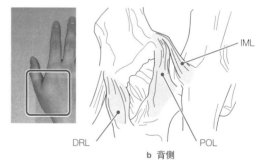

a 掌側　　　　　　　　　b 背側

※ POL：posterior oblique ligament（後斜韌帶）
※ APL：abductor pollicis longus muscle（外展拇長肌）

引用自文獻 12，13）

圖7　拇指 CM 關節

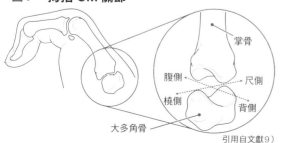

引用自文獻9）

表2　Eaton 分類

第1階段	關節形態正常，關節間隙略有擴大（關節液積留、滑液膜增生）
第2階段	關節間隙略微變狹窄，存在小於2mm的骨刺
第3階段	關節間隙明顯遭到破壞，存在大於2mm的骨刺
第4階段	除了第3階段的情況，還伴隨大多角骨－第二掌骨間、大多角骨－舟狀骨間、大多角骨－小多角骨間等的退化性關節炎

TFCC 小凹部位韌帶損傷

- DRUJ ballottement test（遠端橈尺關節不穩定測試，**圖4**，**表1**）…施加剪力於TFCC，檢查 DRUJ活動性。TFCC小凹部位或邊緣部位撕裂為陽性結果。
- Fovea sign（尺骨中央窩現象，**圖5**，**表2**）…TFCC小凹部位撕裂為陽性結果。

圖4　遠端橈尺關節不穩定測試

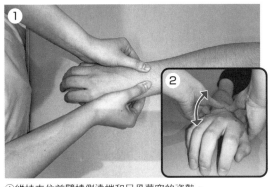

①維持夾住前臂橈側遠端和尺骨莖突的姿勢。
②將尺骨莖突朝掌背側移動，確認DRUJ有不穩定現象。
陽性結果：前臂旋後狀態下有不穩定現象時，判定為背側韌帶損傷；旋前狀態下不穩定，則判定為掌側韌帶損傷[5]。
※各自從中立位、最大旋前位、旋後位下進行健患側比較。
※含腕骨在內，固定手腕關節時的檢測精準度比較高。

圖5　尺骨中央窩現象

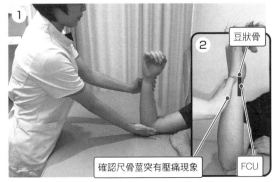

豆狀骨

確認尺骨莖突有壓痛現象

FCU

①肘關節屈曲90度，前臂位於旋前旋後中立位。
②**陽性結果**：尺骨莖突的掌側基部（FCU、豆狀骨間）有壓痛點。
※對診斷橈尺韌帶損傷有幫助。
※FCU：flexor carpl ulnaris（尺側屈腕肌）

表1　遠端橈尺關節不穩定測試評估精準度

	敏感度（%）	特異度（%）
LaStayo P等[3]	64	44

※陽性預測值為24%，陰性預測值為81%。

表2　尺骨中央窩現象評估精準度

	敏感度（%）	特異度（%）
Tay SC等[4]	95.2	86.5

TFCC 的構造與功能

- TFCC全名為三角纖維軟骨複合體，由手腕關節尺側的三角纖維軟骨（TFC：triangular fibrocartilage）和橈尺韌帶構成的軟組織（**圖6**）。
- TFCC隔開橈腕關節和遠端橈尺關節，遠端側負責誘導橈腕關節進行掌屈背屈・橈偏尺偏運動；近端側負責誘導遠端橈尺關節進行旋前旋後運動。
- TFCC藉由韌帶構造維持遠端橈尺關節和尺腕關節的穩定性；藉由纖維軟骨參與往長軸方向的載重傳遞・載重分散。

TFCC 損傷機轉

- 多發生於跌倒或摔倒時以手撐地，因手腕關節強制背屈、前臂強制旋前（旋後）而受損。
- 也可能因棒球比賽中前撲滑壘、手握方向盤狀態下發生交通意外、打高爾夫球和網球時反覆揮

拍（桿）等，導致TFCC持續承受壓縮・牽拉・剪力而發生。

- 日常生活中，轉動喇叭鎖、扭轉水龍頭、擰毛巾等動作誘發明顯的疼痛現象。
- 尺側部疼痛相關代表疾病如圖7所示。

圖6　TFCC

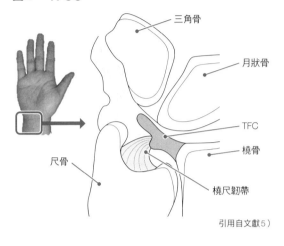

三角骨

月狀骨

TFC

橈骨

尺骨

橈尺韌帶

引用自文獻5）

圖7　尺側部疼痛相關代表疾病

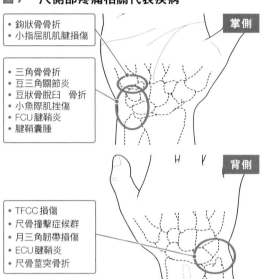

掌側
- 鉤狀骨骨折
- 小指屈肌肌腱損傷

- 三角骨骨折
- 豆三角關節炎
- 豆狀骨脫臼・骨折
- 小魚際肌挫傷
- FCU腱鞘炎
- 腱鞘囊腫

背側
- TFCC損傷
- 尺骨撞擊症候群
- 月三角韌帶損傷
- ECU腱鞘炎
- 尺骨莖突骨折

以尺側腕骨壓力測試和遠端橈尺關節不穩定測試鑑別損傷韌帶[6〜9]

- 手腕關節於旋後狀態下有不穩定現象時，疑似背側橈尺韌帶損傷。
- 手腕關節於旋前狀態下有不穩定現象時，疑似掌側橈尺韌帶損傷。
- 手腕關節於背屈狀態下有不穩定現象時，疑似尺腕韌帶損傷。尺腕韌帶附著於尺骨小窩掌側至尺側腕骨（月狀骨、三角骨），協助穩定尺腕關節。
- 手腕關節於橈偏狀態下有不穩定現象時，疑似尺側側副韌帶損傷。尺側側副韌帶形成尺側伸腕肌（ECU：extensor carpi ulnaris）肌腱的滑動軌道，始於尺骨遠端並附著於三角骨。

圖8　尺側韌帶的構造

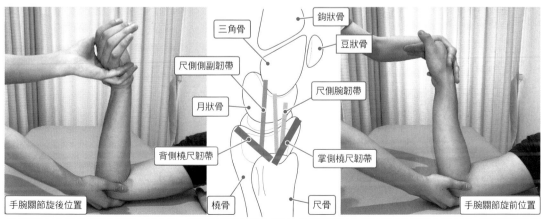

三角骨

鉤狀骨

豆狀骨

尺側側副韌帶

尺側腕韌帶

月狀骨

背側橈尺韌帶

掌側橈尺韌帶

手腕關節旋後位置

橈骨

尺骨

手腕關節旋前位置

手腕關節於旋後狀態下有不穩定現象時，疑似背側橈尺韌帶損傷；手腕關節於旋前狀態下有不穩定現象時，疑似掌側橈尺韌帶損傷。

引用自文獻6）

相關理學檢測

- 雙手合十旋後測試（圖4）…強制過度旋後以誘發疼痛的測試。
- synergy test（協同動作測試，圖5）…作用於拇指外展的ECU收縮誘發疼痛的測試。協同動作測試是拇指外展時，利用ECU功能固定手腕關節並進行評估。雖然ECU腱鞘內壓力於尺側旋後測試中會變高，但協同動作測試的精準度反而比較高（表1）。

圖4　雙手合十旋後測試

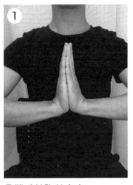
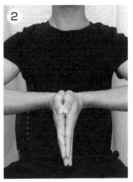

①雙手於胸前合十。
②指尖180度翻轉，進行旋後運動。
陽性結果：手腕關節尺側部位出現疼痛現象。

圖5　協同動作測試

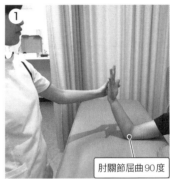
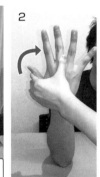

肘關節屈曲90度

①維持肘關節屈曲90度、前臂旋後至最大角度、手腕關節中立位、指關節伸展的姿勢。施測者站在患者對面，單手抓握患者的拇指與中指。
②施加阻力促使拇指內收。
陽性結果：誘發手腕關節尺側部位疼痛。

表1　針對ECU腱鞘炎的協同動作測試評估精準度

	敏感度〔％〕	特異度〔％〕
Sato J等[3]	73.7	85.7

※陽性預測值為82.4%，陰性預測值為78.3%。

 建議熟記

伸肌支持帶的伸肌肌腱隔間

- 第六伸肌肌腱隔間不同於其他隔間，伸肌支持帶呈雙重構造。伸肌支持帶深層有一層薄薄的且由膠原纖維構成的下層腱鞘（subsheath），並且形成纖維－骨性隧道（圖6）。下層腱鞘附著於尺骨遠端，動態穩定遠端橈尺關節（DRUJ：distal radioulnar joint），並且於進行旋轉運動時，從溝內穩定ECU肌腱[4]。
- 旋前轉為旋後動作時，尺骨莖突從掌側移動至背橈側；進行最大角度的旋後運動時，莖突則會位於橈骨附近的手腕關節尺側。
- 手腕關節旋前狀態下，ECU肌腱縱向走行於第六伸肌肌腱隔間內。但由於ECU肌腱附著於第五掌骨基部，在手腕關節旋後狀態下，ECU肌腱於下層腱鞘出口處向尺側彎曲30度左右（往偏離橈骨方向平均移動2.5mm左右，圖6）[5]。

圖6　ECU 構造與走向（右手）

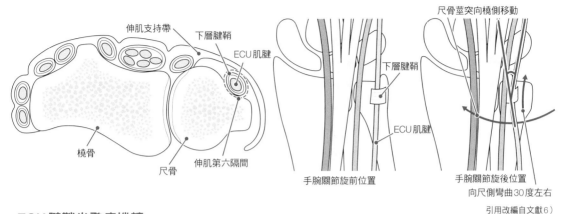

引用改編自文獻6）

ECU 腱鞘炎發病機轉

- 手腕關節部位的腱鞘炎中，ECU 腱鞘炎的發生機率排名第二，僅次於狄魁文氏症。ECU 腱鞘炎好發於前臂需要反覆進行旋前旋後運動的美容師或辦公室行政人員身上。
- 日常生活中，轉動喇叭鎖、扭轉手龍頭、擰毛巾等需要伴隨前臂旋後‧手腕關節背屈的動作多半容易誘發疼痛。
- 從事高爾夫球或網球等體育運動時，揮動球桿‧球拍帶來的強烈衝擊、從事橄欖球運動時，對持球員進行擒抱動作，或者從事排球運動時，向上跳起後扣球等等，這些情況都容易引起發炎[4]。

ECU 腱鞘炎發病機轉

- 不同於只有軟組織遭擠壓的狄魁文氏症，ECU 腱鞘炎的發病機轉和手腕旋後時的尺骨莖突骨性動態有關。
- 手腕關節旋後狀態下，掌屈‧尺偏動作促使伸肌支持帶和下層腱鞘變緊繃。通過下層腱鞘內的 ECU 因手腕關節旋後而移動至橈側，走行至尺骨末端時轉向尺側，這時候尺骨莖突沉入 ECU 掌側，並將 ECU 推往背側（圖7）。
- 前臂和手同時旋後時，因尺骨莖突的擠壓，ECU 腱鞘內壓力上升（中立位 $8.3 \pm 3.8\,\text{mmHg}$，旋後位置 $36.3 \pm 13.4\,\text{mmHg}$，過度旋後位置 $198.7 \pm 70.0\,\text{mmHg}$），ECU 肌腱張力也同時增加[1]。另外，背側有伸肌支持帶，因此在伸肌支持帶與尺骨莖突之間，ECU 肌腱容易受到摩擦‧擠壓。

圖7　旋後動作導致 ECU 受壓迫

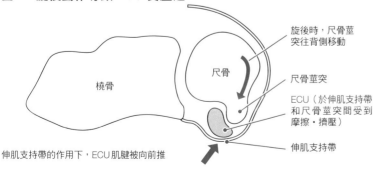

引用改編自文獻7）

相關理學檢測

- 針對正中神經進行Tinel's sign（敲擊測試，**表2**，**圖4**）…對正中神經施以敲擊刺激，檢查正中神經支配領域的感覺異常。特異度比斐倫式測試高。
- perfect O test（OK手勢測試，**圖5**）…確認是否有大魚際肌麻痺現象（能否做出對掌動作）的檢測。

圖4 敲擊測試

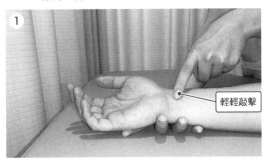
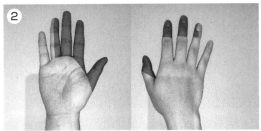

①輕輕敲擊手腕關節附近的正中神經4～6次。
②**陽性結果**：支配領域的拇指到無名指橈側，以及局部手背有刺痛或螞蟻爬動的感覺。

圖5 OK手勢測試

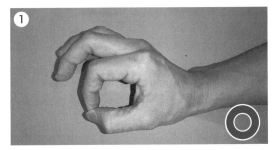
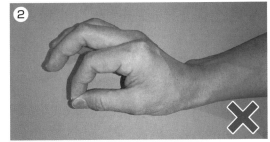

①以拇指和食指做出圓圈（OK手勢）形狀。
②**陽性結果**：試圖彎曲食指做出圓圈形狀，但無法做出完美的圓形。

表2 評估精準度

	敏感度〔%〕	特異度〔%〕
Ahn DG[4]	67.5	91.0
Hansen PA等[5]	34.0	74.0
Durkan JA等[6]	70.0	84.0

※根據文獻5），假陽性結果為26%，陽性預測值為73%，陰性預測值為35%。

 建議熟記

腕隧道的構造與功能

- 腕隧道為腕骨和屈肌支持帶所圍成的隧道狀構造，一旦腕隧道內的壓力升高而壓迫走行於隧道內的正中神經，就會引起壓迫性神經病變（**圖6**）。
- 構成大魚際隆突的肌肉多半受正中神經支配，神經一旦損傷，便容易出現拇指運動障礙（對掌運動）（**表3**）。

圖6　腕隧道

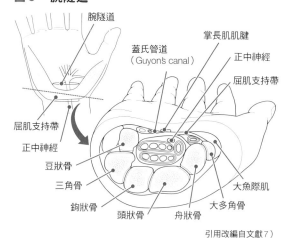

腕隧道
蓋氏管道（Guyon's canal）
掌長肌肌腱
正中神經
屈肌支持帶
屈肌支持帶
正中神經
豆狀骨
三角骨
鉤狀骨
頭狀骨
舟狀骨
大多角骨
大魚際肌

引用改編自文獻7）

表3　構成大魚際隆突的肌肉之神經支配

支配神經	肌肉（功能）
正中神經	• 外展拇短肌（拇指掌側外展） • 拇指對掌肌（拇指對掌） • 屈拇短肌橈側（拇指 IP 關節屈曲）
尺神經	• 內收拇肌（尺側內收） • 屈拇短肌尺側（拇指 IP 關節屈曲）

CTS發病機轉

- CTS因正中神經支配領域的感覺異常和拇指對掌無力而對日常生活與工作產生莫大影響，CTS也是壓迫性神經病變中發生頻率最高的一種。
- 最大特徵是甩甩手即可減輕症狀。好發於女性且發病高峰為50歲和70歲左右。
- 相關成因包含過度使用手腕、腱鞘囊腫等佔據空間病灶、骨折造成變形，還有代謝·內分泌性因素、懷孕、停經等。
- 發病初期以暫時性神經缺血導致手指發麻和感覺異常、夜間疼痛、動作時麻木感加劇等症狀居多。隨著疾病進展至後期，腕隧道內的腫脹情況減輕、神經逐漸纖維化，致使疼痛感消失、感覺異常·遲鈍、大魚際隆突萎縮而無法做出對掌動作。

CTS鑑別診斷

- 正中神經掌枝負責支配大魚際隆突的感覺，由於正中神經於靠近擠壓部位前已經分枝，所以腕隧道症候群的患者通常不會有大魚際隆突感覺異常的現象。
- 受到旋前圓肌、屈指淺肌等壓迫所引起的前骨間神經麻痺，通常會出現屈拇長肌、屈指深肌（食指）、旋前方肌等功能障礙。進行OK手勢測試時，雖然能夠做出拇指對掌動作，但因為拇指IP關節、食指PIP關節無法彎曲，反而變成拇指和食指貼合在一起的淚滴形狀（淚滴徵象）。

圖7　正中神經與壓迫部位

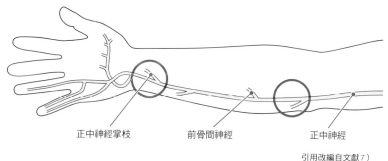

正中神經掌枝　　　前骨間神經　　　正中神經

引用改編自文獻7）

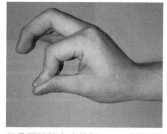

前骨間神經麻痺的話，OK手勢測試中會出現淚滴徵象。

7 Froment's test
（弗羅曼夾紙測試）

目　的	檢查尺神經麻痺（蓋氏管道症候群）。

方　法	①患者採取坐姿，施測者站在患者正前方（圖1 起始姿勢）。 ②請患者以兩側拇指和食指橈側夾住紙張（圖2 起始姿勢）。 ③施測者將紙張朝自己的方向拉動（圖2 結束姿勢）。

陽性 結果	一旦內收拇肌肌力下降，為了夾住紙張，通常會產生拇指指間（IP）關節彎曲的代償現象。

檢測 注意 事項	● 評估內收拇肌的功能、拇指IP關節和拇指掌指（MP）關節功能衰退。 ● 可能會出現拇指IP關節屈曲（Froment's sign）、MP關節過度伸展（Jeanne's sign）等代償現象。 ● 弗羅曼夾紙測試結果呈陽性的患者，通常會有尺神經傳導速度下降的情況[1]。

評估 精準度	沒有關於弗羅曼夾紙測試評估精準度（敏感度、特異度等）的研究報告。

圖1 檢測姿勢

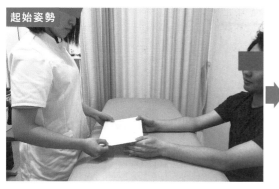
起始姿勢

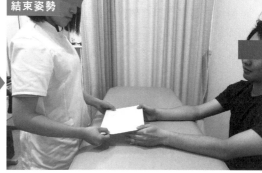
結束姿勢

圖2 檢測方法

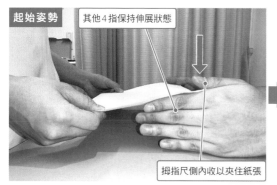
起始姿勢　其他4指保持伸展狀態

拇指尺側內收以夾住紙張

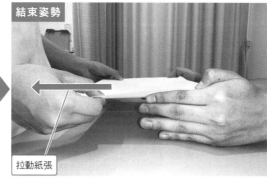
結束姿勢

拉動紙張

☑ **常見錯誤**

以拇指和食指相對的方式抓握紙張。

One point advice

如果無法做到拇指的尺側內收動作，下達指令讓患者以拇指IP關節掌側壓住紙張，藉此防止出現代償現象。

圖3 代償動作

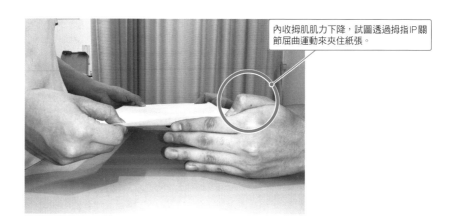

內收拇肌肌力下降，試圖透過拇指IP關節屈曲運動來夾住紙張。

8章

前臂／腕關節

- 針對尺神經進行Tinel's sign（敲擊測試，圖4）…在尺神經上施加敲擊刺激，檢查神經支配領域的感覺異常現象。針對肘隧道症候群，敲擊測試的陽性相似比很高，是一項有助於判定的檢測（表1）。

圖4　敲擊測試

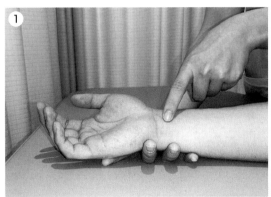
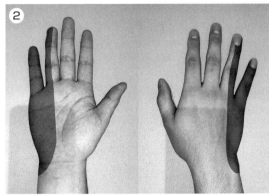

①輕輕敲擊蓋氏管道附近4～6次，或者壓迫60秒。
②陽性結果：患者主訴尺神經支配領域內，無名指尺側和小指指尖部位有刺痛感和螞蟻爬動的感覺。

表1　針對肘隧道症候群的敲擊測試評估精準度

	敏感度（％）	特異度（％）	陽性相似比	陰性相似比
Cheng CJ等[2]	54	—	27.65	0.59

 建議熟記

蓋氏管道的構造與功能

- 蓋氏管道是由屈肌支持帶、掌側腕韌帶、豆狀骨等圍繞而成的隧道形狀構造（圖5）。
- 受到影響的肌肉包含骨間肌、小魚際肌、蚓狀肌、內收拇肌等。
- 臨床症狀依受到壓迫的部位而有所不同[3,4]（表2，圖5）。

表2　壓迫部位和臨床症狀

	壓迫部位	臨床症狀
zone Ⅰ	分枝為淺枝和深枝之前	•尺神經支配的全手內在肌群肌肉萎縮·肌力衰退 •小魚際隆突·無名指（尺側）·小指感覺異常
zone Ⅱ	分枝後的深枝	•（分枝至外展小指肌之前）尺神經支配的全手內在肌群肌肉萎縮·肌力衰退 •（分枝至外展小指肌之後）骨間肌萎縮·肌力衰退（外展小指肌正常）
zone Ⅲ	分枝後的淺枝	•小魚際隆突·無名指·小指感覺異常和掌短肌運動功能異常

圖5　蓋氏管道

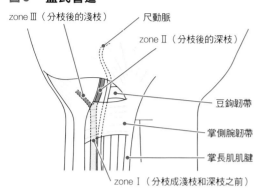
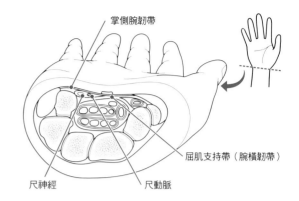

zone Ⅲ（分枝後的淺枝）
尺動脈
zone Ⅱ（分枝後的深枝）
豆鉤韌帶
掌側腕韌帶
掌長肌肌腱
zone Ⅰ（分枝成淺枝和深枝之前）

掌側腕韌帶
屈肌支持帶（腕橫韌帶）
尺神經
尺動脈

蓋氏管道症候群的發病機轉

- 長時間抓握方向盤等持續施加壓迫刺激於小魚際隆突、腱鞘囊腫・腫瘤等佔據空間病灶、變形肌肉造成壓迫等都是引起蓋氏管道症候群的原因。
- 手部內在肌群多半受尺神經支配，因此相較於正中神經或橈神經病變，細微動作明顯受到影響（表3）。

表3　尺神經支配的手部內在肌群

• 掌短肌	• 外展小指肌	• 蚓狀肌（無名指、小指）
• 背側骨間肌	• 小指對掌肌	• 屈拇短肌（尺側）
• 掌側骨間肌	• 屈小指短肌	• 內收拇肌

※構成大魚際隆突以外的肌肉（外展拇短肌、屈拇短肌（橈側）、拇指對掌肌）受正中神經支配。

尺神經麻痺（蓋氏管道症候群・肘隧道症候群）的鑑別診斷

- 尺神經麻痺時，無名指中央的尺側有感覺異常現象（無名指徵象）。
- 由於手腕關節的中樞側有尺神經手背枝通過，因此蓋氏管道症候群中未有手背感覺異常問題（若是肘隧道症候群，則會有手背感覺異常現象，圖6）。

圖6　尺神經的分枝與壓迫部位

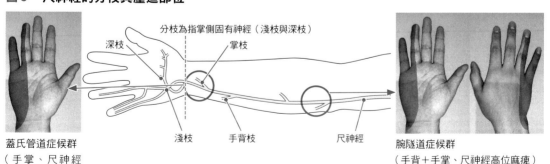

深枝
分枝為指掌側固有神經（淺枝與深枝）
掌枝
淺枝
手背枝
尺神經

蓋氏管道症候群
（手掌、尺神經低位麻痺）

腕隧道症候群
（手背＋手掌、尺神經高位麻痺）

8章
前臂／腕關節

- prone lumbar instability test（俯臥腰椎不穩定測試，P220）…檢測脊椎穩定運動對腰痛患者是否具有緩解效果。
- slump test（slump測試，P228）…為了判定疼痛是神經源性，針對引起疼痛的相關神經進行篩檢、進行神經纖維評估（評估對緊繃增強時的反應、鄰近組織的滑動性與彈性）。
- spring test（彈性測試，P212）…腰椎分節的活動性・疼痛評估的檢測。
- 坐姿狀態的Kemp測試（圖3）…檢測是否誘發腰椎小面關節疼痛，或者針對神經根施以刺激時，是否出現下肢症狀。

圖3　坐姿狀態的 Kemp 測試

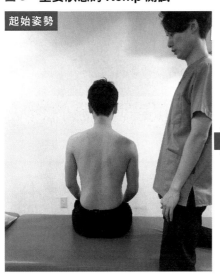

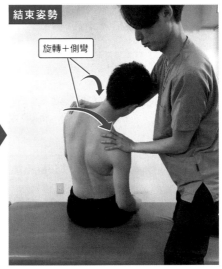

- 起始姿勢：端正坐姿。
- 施測者站在患者的後外側，誘使患者做出腰部旋轉、同側彎曲、伸展動作。
- 確認是否出現疼痛現象。最後向下施加過度壓力（overpressure）。
- 施測者評估有無疼痛、疼痛部位、疼痛的質與量。

 建議熟記

腰椎構造與活動範圍[6]

- 腰椎構造如圖4所示。
- 屈曲－伸展：屈曲角度為40～50度，伸展角度為15～20度。
- 側彎：側彎活動範圍大約20度，側彎時，對側會自動旋轉（例如向右側彎時，左側產生旋轉）。這是椎間盤遭到壓縮，韌帶變緊繃所致。
- 旋轉：由上往下俯瞰腰椎小面關節時，如圖5所示，關節面後內側呈縱向形狀。相對於中心軸進行旋轉運動時，上位腰椎和下位腰椎的旋轉軌道不同（愈往下位，椎體直徑愈大，關節面相對於椎體會稍微向後退）。因此進行旋轉運動時，上位椎體和下位椎體的中心軸會錯開，上位椎體伴隨下位椎體產生滑行運動。基於這樣的構造，腰椎其實不適合進行旋轉運動，最多只有5～7度左右的活動範圍。
- 由此可知，腰部具有屈曲－伸展的活動度，但旋轉活動度很低。

圖4　腰椎構造

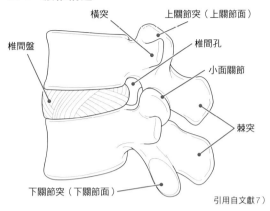

橫突
上關節突（上關節面）
椎間盤
椎間孔
小面關節
棘突
下關節突（下關節面）

引用自文獻7）

圖5　旋轉示意圖

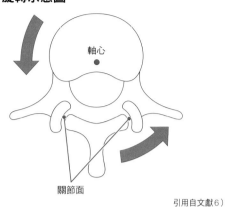

軸心

關節面

引用自文獻6）

小面關節的關節囊[8]

- 小面關節的關節囊於腰椎屈曲、向關節囊對側側彎時最為緊繃。下圖為腰椎小面關節的關節囊於各個動作中的緊繃程度變化（圖6）。

9章
腰椎

圖6　脊柱運動中小面關節關節囊的緊繃程度變化

A：脊柱伸展　B：脊柱彎曲　C：脊柱同側側彎　D：脊柱對側側彎　E：脊柱對側旋轉　F：脊柱同側旋轉

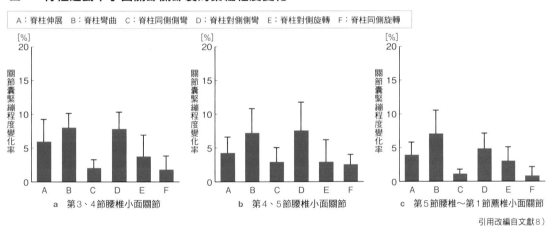

a　第3、4節腰椎小面關節
b　第4、5節腰椎小面關節
c　第5節腰椎～第1節薦椎小面關節

引用改編自文獻8）

211

4 passive physiological intervertebral movement
（PPIVM，被動生理性椎間運動測試）

| 目 的 | 評估腰椎的被動過高活動度和過低活動度。 |

| 方 法 | ①患者採取髖關節屈曲90度，膝關節屈曲的側臥姿勢（圖1）。
②施測者抓握患者的大腿部位，並擺在施測者自己的膝蓋上，讓患者放鬆（圖2）。
③施測者以另外一隻手感受各分節（圖3）。
④施測者進一步慢慢彎曲患者的髖關節（圖4）。
⑤也讓髖關節往反方向（伸展方向）活動（圖5）。
⑥評估上述④⑤的分節活動情況。 |

| 陽性結果 | 確認腰椎各分節有過高活動度和過低活動度現象。 |

| 檢測注意事項 | ●評估取決於施測者的感受方式，所以施測者必須多加練習。
●施測者也要多費點心思讓患者確實放鬆。 |

| 評估精準度 | 根據 Abbott 等人的研究報告，往屈曲方向和伸展方向的測試敏感度不足，但特異度高（表1）。因此本項檢測結果若呈陽性，表示過高活動度和過低活動度的可能性很高，但即使檢測結果呈陰性，也無法完全排除過高活動度和過低活動度現象，建議搭配其他檢測方式以獲得較高的評估精準度。另一方面，因為相關研究報告並不多，需特別留意是否出自同一位作者。 |

表1 　**評估精準度**

		敏感度〔％〕	特異度〔％〕	陽性相似比	陰性相似比
Abbott JH等[1]	屈曲方向	5 （0.01～0.22）	99 （0.97～1.00）	4.12 （0.21～80.3）	0.96 （0.83～1.11）
	伸展方向	22 （0.06～0.55）	97 （0.94～0.99）	8.4 （1.88～37.6）	0.80 （0.56～1.13）

※括號內表示95%信賴區間。

圖1　檢測順序①（起始姿勢）

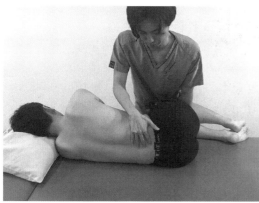

圖2　檢測順序②

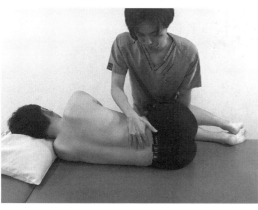

置於膝上

圖3　檢測順序③

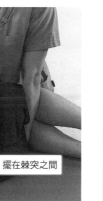

擺在棘突之間

圖4　檢測順序④（結束姿勢，屈曲方向）

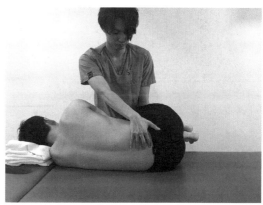

9章
腰椎

圖5　檢測順序⑤（結束姿勢，伸展方向）

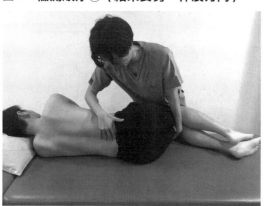

One point advice

手的擺放方式：食指、中指、無名指擺在各分節間（棘突間），感受各分節的活動情況。

- spring test（彈性測試，P212）…檢查腰椎分節的活動度和疼痛。
- specific spine torsion test（腰椎扭轉測試，圖6）…檢查腰椎的「旋轉」活動度。

圖6　腰椎扭轉測試

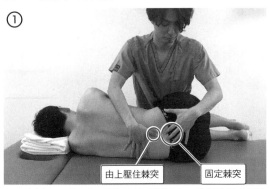

① 由上壓住棘突　固定棘突

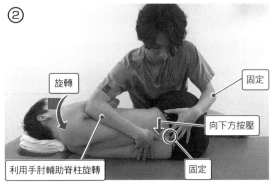

② 旋轉　固定　向下方按壓　利用手肘輔助脊柱旋轉　固定

- 患者採取側臥姿勢，上側下肢的髖關節、膝關節輕度屈曲。
- 施測者一手手指固定L5的棘突，另外一手的拇指由上按壓L4的棘突（圖6①）。
- 在這樣的姿勢下，施測者利用前臂輔助患者進行腰椎旋轉運動，評估旋轉動作和有無疼痛現象（圖6②）。
- 以同樣順序針對L4／3、L3／2、L2／1進行評估。
- ＊圖中記號　→：施測者操作

 建議熟記

腰椎的觸診精準度

- 若要鎖定腰椎的分節節段，需要進行正確的檢測。
- 三位完成徒手物理治療碩士學位課程的物理治療師，針對20名受試者進行檢測，根據檢測報告顯示Kappa係數[※1]為0.69[2)]。另一方面，任職於骨科相關領域的6名物理治療師則是針對18名受試者進行檢測，根據檢測報告顯示ICC[※2]（95％信賴區間）為0.69（0.53～0.82）[3)]。

  ※1：Kappa係數（kappa coefficient）是一種針對相同受試者，評估兩種檢測方法是否具一致性的統計量。

  ※2：ICC（intraclass correlation coefficients，組內相關係數）指的是針對受試者進行評估時，施測者內或施測者間的評估是否具有一致性和穩定性（＝信賴性）的指標之一。

鎖定分節節段的方法

- 鎖定分節節段時，建議先從找出L4、L5開始。Jacoby線（左右髂骨崎連線）位於L4、L5之間，找到髂骨頂點，就摸得到位於頂點連線上的棘突間。最先摸到頭側的棘突是L4，尾側的棘突則是L5。接著依序摸得到L3、L2、L1的棘突，如此一來便能鎖定腰椎的分節節段（圖7）。但特別留意骨盆大小會造成些許誤差，這個方法並非絕對指標。

圖 7　鎖定分節節段

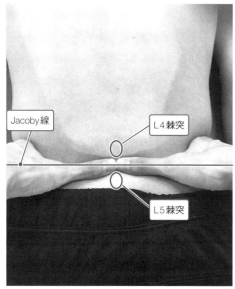 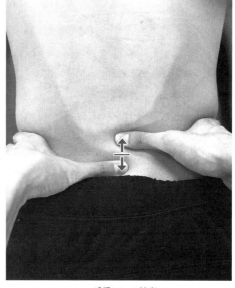

a　感受棘突間　　　　　　　　　　　　　　b　感受L4，5棘突

觸診橫突（圖8，9）

- 腰椎橫突位於同節段棘突的上方偏外側1～2指寬的地方，觸摸棘突間時即可感覺得到（以L5的橫突為例，大約就位在L4／5的棘突間）。

圖 8　L5 的橫突位置　　　　　　　　**圖 9　俯臥姿勢**

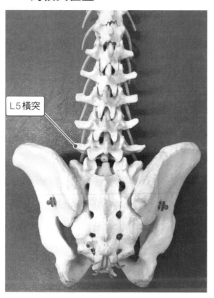 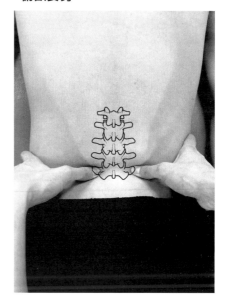

5 prone lumber instability test（俯臥腰椎不穩定測試）

目 的	檢測脊椎穩定運動對腰痛患者是否具有緩解效果。

方 法	①患者採取俯臥姿勢，下半身突出床緣外（圖1）。 ②施測者將患者的腰椎棘突從背側壓向腹側，確認是否產生疼痛現象。 ③在這個狀態下請患者將雙側下肢抬離地面，施測者再次進行②並確認是否產生疼痛現象（圖2）。

陽性結果	②的狀態下出現疼痛現象，③的狀態下疼痛減輕。

檢測注意事項	● 本項檢測結果若呈陽性，表示腰椎有不穩定現象，脊椎穩定運動極可能可以緩解症狀。 ● 步驟②的狀態下若沒有出現腰痛現象，無須再進行步驟③。

評估精準度	本項檢測的評估精準度相關報告不多，而且根據這些報告，檢測本身的敏感度和特異度並不高，無法單憑這項檢測進行診斷（表1）。建議搭配下一頁為大家介紹的相關檢測。

表1 **評估精準度**

	敏感度〔％〕	特異度〔％〕	陽性相似比	陰性相似比
Hicks GE等[1]	72（49～88）	58（42～73）	1.7（1.1～2.8）	0.48（0.22～1.1）
Fritz JM等[2]	61	57	1.41	0.69

圖1 起始姿勢

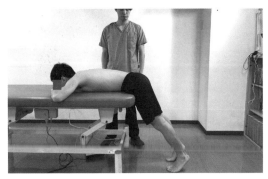

圖2 結束姿勢

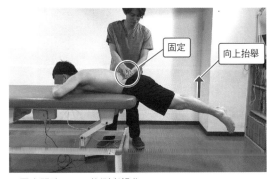

固定　　向上抬舉

＊圖中記號　→：施測者操作

按壓腰椎棘突時，先以一手的舟狀骨壓住棘突，另外一隻手再以覆蓋方式加以固定（圖3）。

圖3　固定

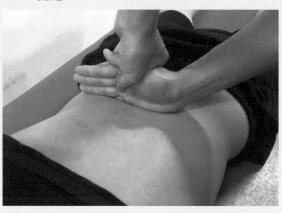

相關理學檢測

- motor control test（動作控制測試，P224）
- passive physiological intervertebral movement（PPIVM，被動生理性椎間運動測試，P216）…檢測腰椎的被動過高活動度、過低活動度。
- passive lumbar extension test（被動腰椎伸展測試，圖4）…檢測腰椎構造的不穩定性。

圖4　被動腰椎伸展測試

起始姿勢　　　　　　　　　結束姿勢

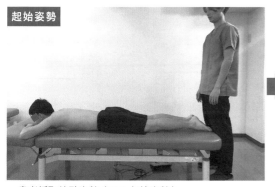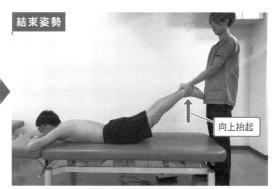

向上抬起

- 患者採取俯臥姿勢（圖4 起始姿勢）。
- 施測者抓握患者雙腳遠端，向上抬起約30cm（圖4 結束姿勢）。
- 評估有無腰痛現象。

陽性結果：患者主訴腰痛、腰部無力、「直不起腰的感覺」。

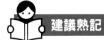

腰椎不穩定

請參照 P 227。

脊椎穩定運動

- 這項運動能有效解決腰椎不穩定或慢性腰痛問題[1,3]。
- 這項運動的最終目標並非肌肥大，而是提高腰椎的穩定性。因此不需要施加強大負荷，而且在運動過程中必須保持腰椎中立位。
- 運動所需要的主要肌肉為深層肌群（腹橫肌、多裂肌等）[4]。
- 經由動作控制測試（P 224）等評估腰椎往哪個方向偏移，以利擬定運動內容。
- 評估動作的同時也隨時調整運動難易度。
- 脊椎穩定運動 0：練習端坐姿勢下保持腰椎中立位。從各個不同位置恢復至中立位。腰部不穩定患者多半沒有腰椎中立位的概念。
- 脊椎穩定運動 1：保持腰椎中立位的同時，進行膝關節伸展、髖關節屈曲運動（圖 5）。
- 脊椎穩定運動 2：保持腰椎中立位的同時，反覆站起身和端坐的動作（圖 6）。
- 脊椎穩定運動 3：採四足跪姿並保持腰椎中立位，然後骨盆前後移動（圖 7）。
- 脊椎穩定運動 4：保持腰椎中立位的狀態，從四足跪姿抬起上肢和下肢（圖 8）。

圖 5　脊椎穩定運動 1

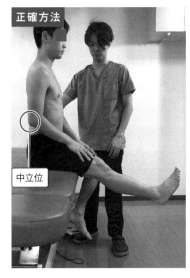
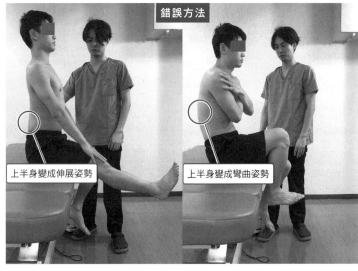

正確方法

中立位

錯誤方法

上半身變成伸展姿勢

上半身變成彎曲姿勢

圖6　脊椎穩定運動2

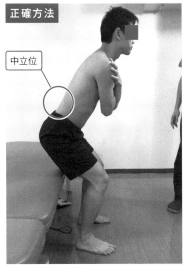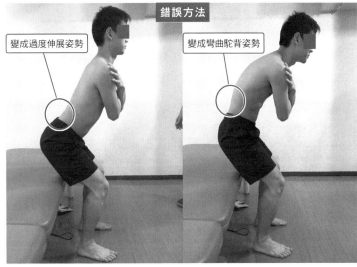

圖7　脊椎穩定運動3

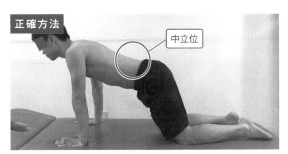

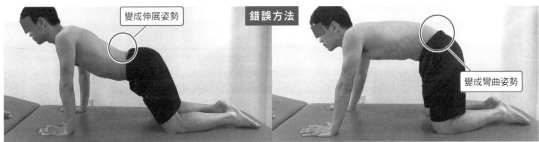

圖8　脊椎穩定運動4

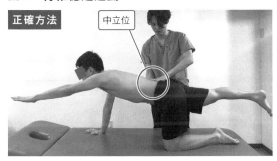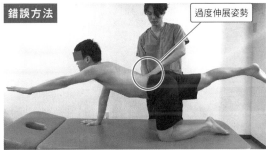

施測者最好透過觸摸腰椎周圍的狀態以確認是否過度伸展，或者表層肌肉是否過度收縮。

圖4　檢測4

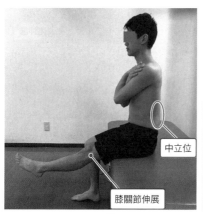
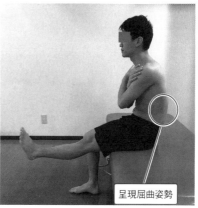

中立位

膝關節伸展

a 正常

呈現屈曲姿勢

b 陽性結果

- 請患者採端坐姿勢，保持腰椎中立位，然後單側膝關節伸展。

正常（圖a）：保持腰椎中立位，能夠做到膝關節伸展動作（-30度左右即可）。

陽性結果（圖b）：膝關節伸展時，出現腰椎屈曲代償現象。或者無法確實做到膝關節伸展動作。

圖5　檢測5

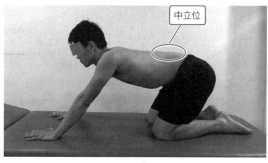
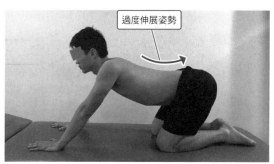

中立位

過度伸展姿勢

a 正常

b 陽性結果

- 採四足跪姿且保持腰椎中立位，向前向後移動骨盆。

正常（圖a）：保持腰椎中立位，能夠做到向後移動時髖關節屈曲120度，向前移動時髖關節屈曲60度。

陽性結果（圖b）：骨盆向前向後移動時，出現腰椎彎曲或伸展的代償現象。

圖6　檢測6

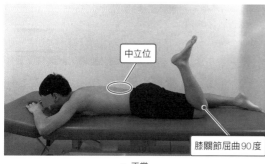

中立位

膝關節屈曲90度

a 正常

伸展姿勢

b 陽性結果

- 採俯臥姿勢，單側膝關節屈曲90度。

正常（圖a）：膝關節屈曲時能保持腰椎中立位，而且骨盆未產生旋轉動作。

陽性結果（圖b）：膝關節屈曲時，出現腰椎伸展或骨盆旋轉等代償現象。

相關理學檢測

- prone lumbar instability test（俯臥腰椎不穩定測試，P220）…檢測脊椎穩定運動對腰痛患者是否具有緩解效果。
- passive physiological intervertebral movement（PPIVM，被動生理性椎間運動測試，P216）…檢測腰椎的被動過高活動度、過低活動度。

 建議熟記

腰椎不穩定[3,4]

- 腰椎分節運動分為neutral zone（中立區，受到的阻力非常小，生理脊椎活動度高）和elastic zone（彈性區，生理脊椎活動度的最終極限）（圖7）。
- 腰椎不穩定指的是系統沒能將中立區維持在腰椎的生理性活動範圍內，進而擴大至彈性區。
- 維持腰部穩定的三大系統由被動子系統、主動子系統、神經子系統構成（圖8）。
- 被動子系統包含韌帶、關節、關節囊，負責維持彈性區的穩定性。這些組織能夠控制（強制）腰椎運動，但相對的，這些組織一旦承受負荷，便容易引起腰痛現象。
- 主動子系統包含多裂肌、腹橫肌等深層肌群，以及豎脊肌等淺層肌群，負責維持中立區的穩定性。深層肌群直接附著於脊柱上，於中立區範圍內控制每一個分節運動，負責減輕腰部承受的機械應力。另一方面，淺層肌群未直接附著於分節間，只能藉由腰部運動時產生扭矩以提高剛性的方式來穩定腰椎。
- 神經子系統即控制子系統，神經於適當時機支配肌肉的主動子系統。
- 為了適當控制腰部穩定性（動作控制），需要主動子系統與神經子系統適切地相互合作。

圖7 椎間運動

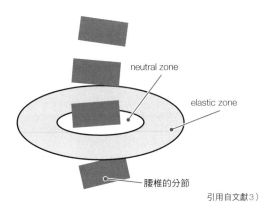

neutral zone

elastic zone

腰椎的分節

引用自文獻3）

圖8 各子系統之間的相關性

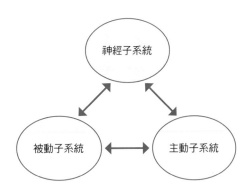

神經子系統

被動子系統 主動子系統

9章

腰椎

圖7 脊椎彎曲時的神經生物力學說

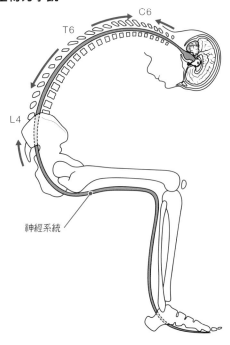

脊椎彎曲時，神經系統的運作，緊繃依箭頭（→）方向發生。C6、T6、L4附近是神經組織中移動最少的區域。

引用自文獻3）

 相關理學檢測

- straight leg raising（SLR）test（直膝抬腿測試，P232）。
- femoral nerve stretch test（prone knee bend test／股神經牽張測試，P234）…檢查股神經區域的分節節段是否有問題。
- upper limb neurodynamic test（ULNT，上肢神經動力學測試，P260）…上肢神經力學的張力檢測。

建議熟記

下肢的周邊神經[4]

- 源自腰神經叢（T12～L4）的神經經由髖關節前方進入下肢，主要支配大腿前側的肌肉；而源自薦神經叢（L5～S4）且經由髖關節後方下行的神經，主要支配大腿後側、大部分小腿和足部的肌肉（圖8）。

圖 8　下肢的周邊神經

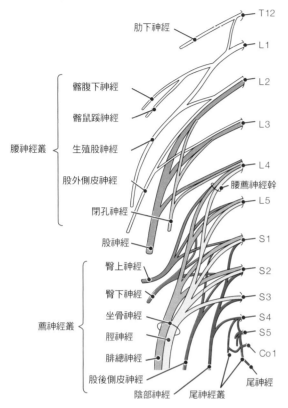

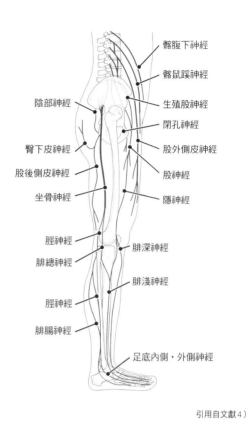

肋下神經　T12

L1

髂腹下神經　L2

髂鼠蹊神經　L3

生殖股神經　L4

股外側皮神經

腰薦神經幹

閉孔神經　L5

股神經　S1

臀上神經　S2

臀下神經　S3

坐骨神經　S4

脛神經　S5

腓總神經　Co1

股後側皮神經

陰部神經　尾神經叢　尾神經

腰神經叢

薦神經叢

髂腹下神經

髂鼠蹊神經

生殖股神經

閉孔神經

股外側皮神經

股神經

隱神經

陰部神經

臀下皮神經

股後側皮神經

坐骨神經

脛神經

腓總神經

脛神經

腓腸神經

腓深神經

腓淺神經

足底內側‧外側神經

引用自文獻4）

straight leg raising（SLR）test（直膝抬腿測試）

| 目 的 | ● 疼痛原因和周邊神經是否有關的篩檢測試（腰下肢疼痛和坐骨神經痛）。
● 評估坐骨神經（L4～S3）的過敏性。
● 本項檢測有數種目的，但這裡是針對「評估被動運動引發疼痛」進行檢測，說明如下表（表1）。 |

表1　依直膝抬腿測試目的的操作方式（主動·被動）分類

操作方式	使用目的	對象	評估項目
主動	疼痛評估	懷孕期間的腰痛患者	是否誘發骨盆環疼痛
		腰痛患者	出現因椎間盤不穩定而引起的腰痛現象
	肌力評估	腦血管疾病患者	麻痺側步行能力的預後預測
		退化性膝關節炎患者	驗證人工膝關節置換術的低侵入性
被動	疼痛評估	腰下肢疼痛患者	出現腰下肢疼痛、坐骨神經痛現象
		髖關節疾病患者	出現髖關節疼痛現象
	柔軟度評估	運動選手	依SLR角進行運動障礙的預後預測（健康檢查）

引用自文獻1）

| 方 法 | ①患者採取仰臥姿勢，保持頸部和頭部中立位（圖1 起始姿勢）。
②施測者向上抬起患者的單側下肢，注意向上抬起時，避免下肢出現旋轉、內收、外展動作。保持膝關節伸展姿勢（圖1 結束姿勢）。
③評估症狀的出現、症狀出現時的提起角度，並且和對側進行比較。 |

| 陽性結果 | 檢查側下肢有放射性疼痛。 |

| 檢測注意事項 | ● 這是一項誘發腰部和下肢疼痛的檢測，進行檢測之前務必向患者詳細說明。
● 頭部和頸部彎曲會使硬腦膜膜變緊繃，所以評估時務必保持頭部中立位。
● 如表1所示，這項檢測的目的有好幾種，進行病症解讀時務必特別留意。 |

| 評估精準度 | 本項檢測有數個相關研究報告，而根據報告顯示，檢測的敏感度偏高，可以作為有效的篩檢測試（表2）。但由於特異度不足，光憑本項檢測無法進行判定，建議搭配slump test（slump測試）進行詳細檢查。亦即本項檢測結果若呈陰性，表示坐骨神經過敏性的可能性很低。 |

表2　評估精準度

	敏感度〔％〕	特異度〔％〕	陽性相似比	陰性相似比
Kerr RS等[2]	98	44	1.75	0.05
Spangfort EV等[3]	97	11	1.08	0.27

圖1　檢測姿勢・檢測方法

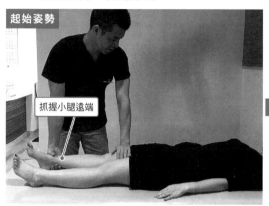
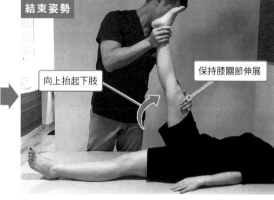

起始姿勢　抓握小腿遠端

結束姿勢　向上抬起下肢　保持膝關節伸展

＊圖中記號　→：施測者操作

圖2　關節內的動作

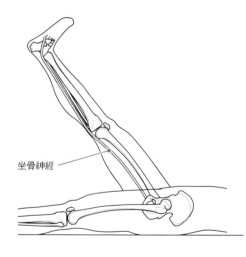

坐骨神經

坐骨神經通過髖關節・膝關節軸的後方，神經於膝關節伸展・髖關節彎曲時受到牽拉。

One point advice

在症狀出現的角度下，踝關節蹠屈是否能減輕症狀、踝關節背屈是否促使症狀加劇惡化，這些都是判定疼痛來源為大腿後側肌群短縮，或者周邊神經的依據。症狀因此減輕・加劇的情況，疑似疼痛為周邊神經引起。另一方面，也可以透過個別在脛神經（踝關節背屈＋外翻姿勢）和腓腸神經（踝關節背屈＋內翻姿勢）上施加伸展應力來進行判定。

9章
腰椎

第 **10** 章

頸椎

- Jackson test（Jackson檢測，圖5）…檢測頸椎神經根病變。
- cervical distraction test（頸椎拉離測試，圖6）…檢測頸椎神經根病變。本項檢測的敏感度不足，但特異度高（表2）。檢測結果若呈陽性，表示頸椎神經根出問題的可能性很高，但即便檢測結果呈陰性，也無法完全排除，必須搭配其他檢測方式。

圖5　Jackson 檢測

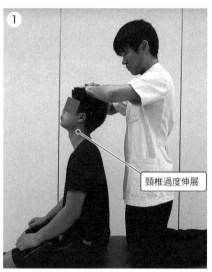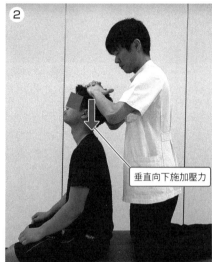

頸椎過度伸展

垂直向下施加壓力

①患者採頸椎過度伸展的坐姿。
②施測者站在患者的後面，雙手手指交疊於患者頭上，垂直向下施加壓力。
陽性結果：若上肢出現疼痛‧放射性疼痛，疑似神經根病變。

圖6　頸椎拉離測試

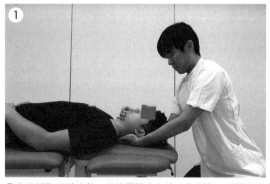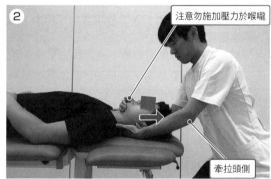

注意勿施加壓力於喉嚨

牽拉頭側

①患者採取仰臥姿勢，保持頸椎中立位，施測者一手置於患者下顎，一手置於頭枕部。
②往頭側施加牽拉力量（10～15kg）。
陽性結果：神經根症狀隨牽拉動作而減輕、消失。若頸椎出現局部疼痛現象，疑似肌肉痙攣。

表2　評估精準度

	敏感度（%）	特異度（%）	陽性相似比	陰性相似比
Wainner RS等[2]	44（21～67）	90（82～98）	4.4（1.8～11.1）	0.62（0.4～0.9）

※括號內表示95%信賴區間。

建議熟記

頸椎的構造與功能

- 頸椎由7塊脊椎骨構成，分為上位頸椎（由C1，2構成）和下位頸椎（由C3～7構成）（圖7a）。

- 神經根通過頭側椎體的下關節突和尾側椎體的上關節突所形成的空間（圖7b）。

- 頸神經共有8對，各神經根從同名的椎體頭側穿出椎間孔（C1神經根從C1頭側椎間孔穿出來，圖7c）。

圖7　頸椎神經

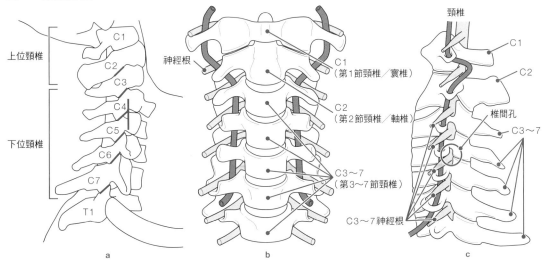

10章
頸椎

頸椎神經根病變的原因和病症

- 頸神經根病變是指神經根在椎管內分枝後或在椎間孔部位受到壓迫，進而產生頸部‧肩部‧上肢疼痛等局部轉移痛，以及神經根支配區域產生感覺異常與運動麻痺等現象。

- 隨年齡增長而來的頸椎病（椎間盤膨出、盧旭卡關節‧小面關節的骨刺或肥大）造成椎間孔變狹窄，進而導致神經根受到壓迫（圖8）。

- 頸椎不穩定等動態因素和椎間孔變狹窄的情況加劇息息相關。

圖8　骨刺壓迫神經根

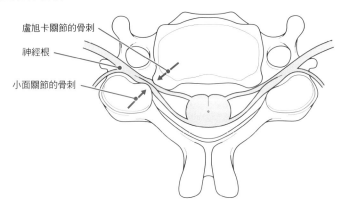

- hyperabduction test（過度外展測試，圖5）…檢測胸廓出口症候群。尤其要檢查胸小肌、鎖骨下肌、肋鎖韌帶對腋動脈的壓迫（肋鎖空間症候群、過度外展症候群，請參照P259）。根據Gillard等人[1]的研究報告，陽性結果分為脈動消失和誘發症狀2種情況。前者敏感度不足，但特異度高。後者敏感度高，但特異度不足（表2）。因此，脈動消失為陽性表現且檢測結果呈陽性的話，罹患胸廓出口症候群的可能性高，但另一方面，檢測結果若呈陰性，也無法完全排除。而誘發症狀為陽性表現且檢測結果為陰性的話，可以排除胸廓出口症候群的可能性高，但即便檢測結果呈陽性，也不足以百分之百斷定為胸廓出口症候群。

圖5 過度外展測試

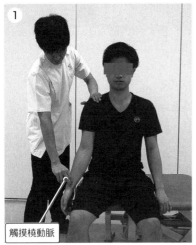

觸摸橈動脈

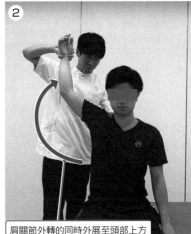

肩關節外轉的同時外展至頭部上方

①患者採取坐姿，施測者用手觸摸患者的橈動脈。

②施測者持續觸摸患者的橈動脈，然後讓患者的肩關節外轉且外展至頭上。這時候，為避免患者頭部側彎，請保持肘關節伸展或輕度屈曲。維持這個姿勢1~2分鐘。

陽性結果：橈動脈的脈動減弱或消失，抑或是誘發症狀。

表2 評估精準度

		敏感度〔％〕	特異度〔％〕	陽性相似比	陰性相似比
Gillard J等[1]	脈動消失	52	90	5.2	0.53
	誘發症狀	84	40	1.4	0.4

 建議熟記

臂神經叢的構造與功能

- 臂神經叢由C5~8和T1的前枝所組成，同鎖骨下動脈穿過前斜角肌與中斜角肌中間（圖6）。
- 5條神經根（C5~T1）於頸部下半段形成3條神經幹（上‧中‧下神經幹），神經幹的前枝和後枝再合成3個神經束（外側‧內側‧後神經束），最後匯合成終枝（圖7）。

圖6　頸椎・臂神經叢與血管的相對位置關係

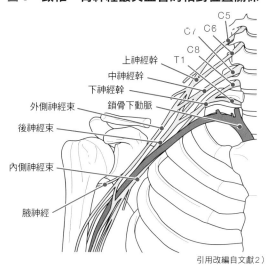

引用改編自文獻2）

圖7　臂神經叢分枝

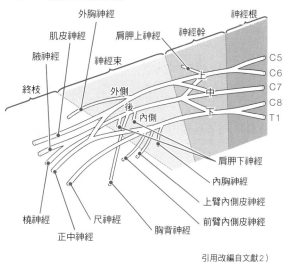

引用改編自文獻2）

胸廓出口症候群的原因與病症

- 胸廓出口症候群是指通過由第一肋骨・鎖骨・斜角肌形成的胸廓出口與附近的臂神經、鎖骨下動靜脈受到壓迫或牽拉而引起上肢疼痛、麻木等一系列症狀。
- 與胸口症候群發病有關的部位包含斜角肌三角間隙、肋骨鎖骨間隙、胸小肌下間隙（圖8）。
- 胸廓出口症候群分為神經源性、動脈性、靜脈性，其中神經源性的情況最多，症狀表現為上肢疼痛、感覺異常、肌肉無力等，以及特定姿勢誘發間歇性症狀。
- 誘發胸廓出口症候群的檢測有賴德式測試、斜角肌壓迫測試（P248）、Eden test（肋鎖擠壓測試，P252）、Roos test（如斯測試，P256）、upper limb neurodynamic test（上肢神經動力學測試，P260）等。

圖8　與胸廓出口症候群發病有關的解剖學部位

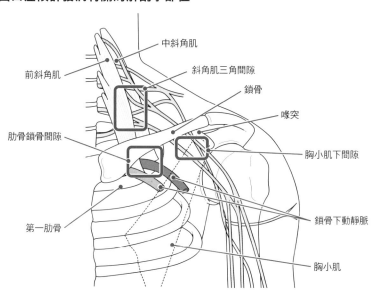

10章
頸椎

Adson test（斜角肌壓迫測試）

目 的	檢測胸廓出口症候群。

方 法	①患者採取坐姿，施測者以手指觸摸患者的橈動脈（圖2 起始姿勢）。 ②患者抬起下顎以伸展頸部，並且往檢查側旋轉。接著深深吸一口氣後憋住（圖1，2 結束姿勢）。 ※也可以在患者肩關節外展30度，最大伸展角度的姿勢下進行檢測。

陽性結果	橈動脈的脈動減弱或消失，抑或是誘發症狀。

檢測注意事項	● 務必確認左右側的差異，檢查脈動在哪個角度會減弱，或者是否誘發症狀。 ● 光是頸部動作也可能誘發症狀，務必多留意脈動變化。 ● 尤其要檢查鎖骨・前斜角肌對鎖骨下動脈和臂神經叢的壓迫（斜角肌症候群、肋鎖空間症候群，請參照P251、P259）。

評估精準度	根據Gillard等人[2]的研究報告，本項檢測的敏感度和特異度皆略高，然而關於敏感度的相關報告並不多，因此本項檢測結果若呈陽性，罹患胸廓出口症候群的可能性偏高，但即使檢測報告呈陰性，也無法完全排除胸廓出口症狀的可能性，必須搭配其他檢測方式。另一方面，Gillard等人[2]的研究報告也指出，斜角肌壓迫測試搭配Wright test（賴德式測試，誘發症狀為陽性表現）的敏感度為54％，特異度為94％。因此，這2項檢測結果若皆呈陽性，罹患胸廓出口症候群的可能性很高。

表1 評估精準度

		敏感度〔％〕	特異度〔％〕	陽性相似比	陰性相似比
Rayan GM等[1]	脈動變化	NR	87	NA	NA
	感覺異常	NR	74	NA	NA
Gillard J等[2]		79	76	3.3	0.27

※NR：無相關報告
※NA：沒有符合

圖1 檢測姿勢

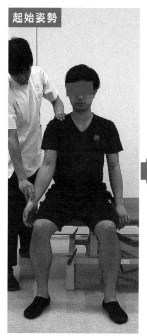

起始姿勢 → 結束姿勢

圖2 檢測方法

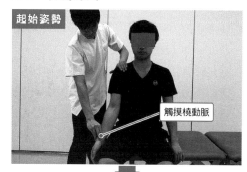

起始姿勢

觸摸橈動脈

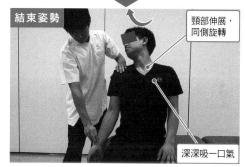

結束姿勢

頸部伸展，同側旋轉

深深吸一口氣

＊圖中記號 →：施測者操作

✔ 常見錯誤

注意不要因為頸部的伸展・旋轉而誘發頸部強烈疼痛。

即使健康受試者也可能出現陽性結果，除了基本身體檢查外，務必搭配其他檢測方式進行診斷。

圖3 檢測中的斜角肌三角間隙

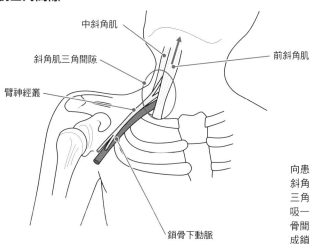

中斜角肌

斜角肌三角間隙

臂神經叢

前斜角肌

鎖骨下動脈

向患側旋轉且頸椎伸展會使前斜角肌受到牽拉，導致斜角肌三角間隙變狹窄。若再加上深吸一口氣使胸廓上升，肋骨鎖骨間隙會變得更狹窄，進而造成鎖骨下動脈和臂神經叢容易受到壓迫。

- reverse Adson test（reverse Adson 測試，圖4）⋯檢測胸廓出口症候群。
- Morley's test（Morley's 測試，圖5）⋯檢測胸廓出口症候群。針對臂神經叢受壓迫的胸廓出口症候群有較高敏感度，但特異度不足[3]（表2）。因此，本項檢測結果若呈陰性，有助於排除胸廓出口症候群的可能性，但即便檢測結果呈陽性，基於無法完全確定，必須搭配其他檢測方式以進行診斷。

圖 4　reverse Adson 測試

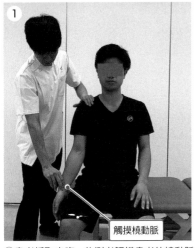

觸摸橈動脈

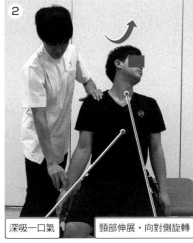

深吸一口氣　　頸部伸展・向對側旋轉

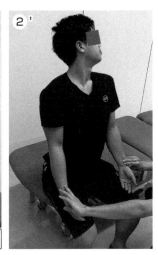

①患者採取坐姿，施測者觸摸患者的橈動脈。
②患者抬起下顎以伸展頸部，並且往檢查側與對側旋轉。接著深深吸一口氣後憋住。
②' 也可以採用觸摸兩側橈動脈的檢測方法。
陽性結果：橈動脈的脈動減弱或消失，抑或是誘發症狀。

圖 5　Morley's 測試

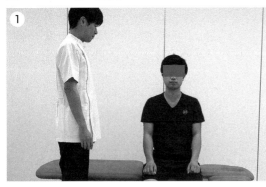

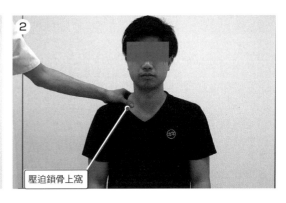

壓迫鎖骨上窩

①患者採取坐姿，手臂垂於身體兩側。
②施測者以拇指壓迫患者的鎖骨上窩（前斜角肌背側的臂神經叢部位）。
陽性結果：出現壓痛和上肢放射性疼痛。

表 2　評估精準度

	敏感度〔％〕	特異度〔％〕	陽性相似比	陰性相似比
Ide J等[3]	89	25	—	—

建議熟記

斜角肌三角間隙的構造與功能

* 斜角肌三角間隙是胸廓出口狹窄區域之一，由前斜角肌、中斜角肌和第一肋骨所形成（圖6）。
* 臂神經叢和鎖骨下動靜脈從這裡穿出來。
* 某些因素造成前斜角肌、中斜角肌的緊繃度變高，促使臂神經叢和鎖骨下動靜脈受到壓迫而引發胸廓出口症候群。
* 發生在這個區域的胸廓出口症候群，另外稱為三角肌症候群。

圖6　斜角肌三角間隙

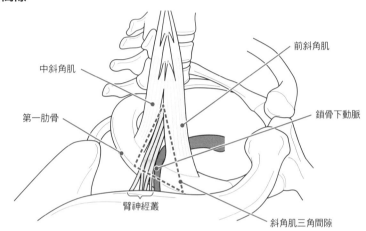

中斜角肌　前斜角肌　第一肋骨　鎖骨下動脈　臂神經叢　斜角肌三角間隙

引用改編自文獻4）

10章
頸椎

- cyriax release test（cyriax release 測試，圖4，5）…檢測胸廓出口症候群。相比於持續15分鐘，持續1分鐘的檢測特異度比較高。沒有敏感度的相關報告（**表2**）。因此，持續1分鐘的狀態下若出現陽性結果，罹患胸廓出口症候群的可能性很高。但也由於敏感度是個未知數，即便檢測結果呈陰性，也無法完全排除胸廓出口症候群的可能性。

圖4　cyriax release 測試

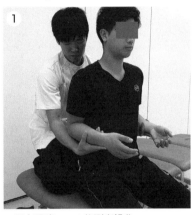
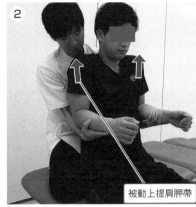
被動上提肩胛帶
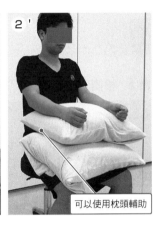
可以使用枕頭輔助

＊圖中記號　→：施測者操作

①患者採取坐姿，施測者位於患者身體後方。患者肘關節屈曲80～90度，施測者從下方輔助托住患者的前臂。

②施測者讓患者的上半身往自己的方向（後方）傾斜15度左右，將患者的肩胛帶上提至近乎最大角度，維持這個姿勢3分鐘。

②' 也可以使用枕頭等輔助。被動向上抬起肩胛帶。

陽性結果：症狀有所減輕。

圖5　進行 cyriax release 測試時，肩胛帶和胸廓出口間的關係

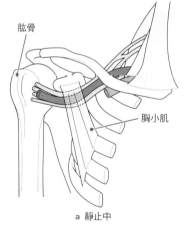
肱骨
胸小肌
a 靜止中

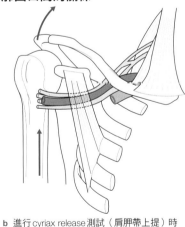
藉由上肢將肩胛帶往上提起。
b 進行 cyriax release 測試（肩胛帶上提）時

引用自文獻3）

表2　評估精準度

		敏感度〔％〕	特異度〔％〕	陽性相似比	陰性相似比
Brismee JM等 3)	維持1分鐘	NR	97	NA	NA
	維持15分鐘	NR	77	NA	NA

※NR：無相關報告

※NA：沒有符合

建議熟記

肋骨鎖骨間隙、胸小肌下間隙的構造與功能

- 肋骨鎖骨間隙是胸廓出口較為狹窄的其中一個區域，由第一肋骨和鎖骨、鎖骨下肌所形成（圖6）。
- 胸小肌下間隙是胸廓出口較為狹窄的其中一個區域，由胸小肌下方的喙突和肋骨圍繞而成（圖7）。
- 臂神經叢和鎖骨下動靜脈穿過這些間隙，而某些因素造成臂神經叢和鎖骨下動靜脈受到壓迫，進一步產生胸廓出口症候群。
- 發生於肋骨鎖骨間隙的稱為肋鎖空間症候群，發生於胸小肌下間隙的稱為過度外展症候群。

圖 6　肋骨鎖骨間隙

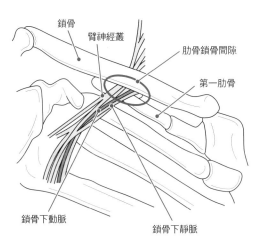

引用改編自文獻4）

圖 7　胸小肌下間隙

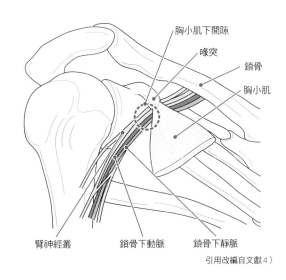

引用改編自文獻4）

10章

頸椎

upper limb neuro-dynamics test

ULNT1（上肢神經動力測試1：正中神經）

目的
- 檢測頸椎神經根病變。
- 臂神經叢誘發檢測。
- 檢測有無周邊神經敏感化。

方法
①患者採取仰臥姿勢，施測者站在患者的檢查側。舉例來說，檢查側為右手的話，施測者以左手抓握患者的右手（圖1a），然後以另外一隻手的前臂將患者的肩胛帶向下壓（圖1b）。
②施測者在維持圖1b的姿勢下，將患者的肩關節外展110度（圖1c）。
③從圖1c的姿勢進一步讓患者前臂旋後（圖1d）。
④從圖1d的姿勢進一步讓患者手腕關節背屈且手指伸展（圖1e）。
⑤從圖1e的姿勢進一步讓患者肩關節外轉（圖1f）。
⑥在圖1f的姿勢下伸展患者的肘關節（圖1g）。
⑦請患者將頸部往非檢查側側彎（敏感化），接著再往檢查側側彎（去敏感化）（圖1h，i）。

陽性結果
如果症狀再次出現、如果檢測引起的反應因遠端關節操作而有所增減、如果檢查側的反應不同於非檢查側，這些情況代表檢測結果呈陽性。

檢測注意事項
確認最初出現症狀的角度、部位、症狀特徵、關節活動範圍內的阻力變化、左右側差異。左右側若沒有差異，表示檢測結果呈陰性。

評估精準度
本項檢測的敏感度高，但特異度不一致（表1）。因此，本項檢測結果若呈陰性，表示沒有頸椎神經根或周邊神經敏感化的可能性很高，但即便檢測結果呈陽性，也無法百分之百肯定，必須搭配其他檢測方式。

表1　評估精準度

	敏感度（%）	特異度（%）	陽性相似比	陰性相似比
Wainner M等[1]	97 （90～100）	22 （12～33）	1.3 （1.1～1.5）	0.12 （0.01～1.9）
Apelby-Albrecht M等[2]	83 （66～93）	75 （48～93）	3.31 （1.40～7.85）	0.23 （0.10～0.50）

※括號內表示95%信賴區間。

圖1　檢測方法

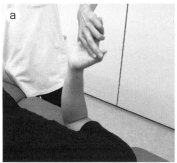

a　抓握方式

下壓肩胛帶

肩關節外展110度

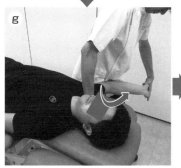

d　前臂旋後

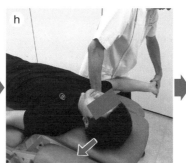

e　手腕關節背屈，手指伸展

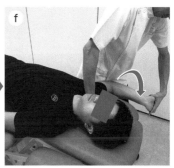

f　肩關節外轉

g　肘關節伸展

h　　　　　i　頸椎側彎的敏感化・去敏感化

＊圖中記號　→：施測者操作

☑ 常見錯誤

- 進入下一個階段的姿勢時，未能保持前一個姿勢。如果沒有確實維持正確姿勢，無法進行有效判定與追蹤進展，這一點務必多加留意。
- 患者頸部側彎時，容易變成頸部旋轉運動。多留意旋轉運動並無法針對神經施加適當大小的壓力。最重要的是進行檢測之前，確實指導患者操作正確的頸部側彎動作。

One point advice

可能會出現的正常反應如下。
- 肘窩深部痛
- 前臂前側・橈側、手部橈側放射性疼痛
- 第1～3指發麻

- 肩膀前面疼痛頸部往檢查側對向側彎時，反應增強
- 頸部往檢查側側彎時，反應減輕
- 肘關節伸展受限，約只有16.5～53.2度

10章
頸椎

ULNT2a（上肢神經動力測試2a：正中神經）

目 的
- 檢查頸椎神經根病變。
- 臂神經叢誘發檢測。
- 檢測無周邊神經敏感化。

方 法
①患者採取仰臥姿勢，施測者站在患者的檢查側。舉例來說，檢查側為右邊的話，施測者以左手抓握患者的上臂遠端，以右手抓握患者的前臂遠端（圖2a）。然後施測者以骨盆部位下壓患者的肩胛帶（圖2b）。
②施測者在維持圖2b的姿勢下，伸展患者的肘關節（圖2c）。
③從圖2c的姿勢進一步讓患者肩關節外轉（圖2d）。
④從圖2d的姿勢進一步讓患者前臂旋後（圖2e）。
⑤從圖2e的姿勢進一步讓患者手腕關節背屈且手指伸展（圖2f）。
⑥從圖2f的姿勢進一步讓患者肩關節外展（圖2g）。
⑦請患者將頸部往非檢查側側彎（敏感化），接著再往檢查側側彎（去敏感化）（圖2h，i）。

陽性結果
如果症狀再次出現、如果檢測引起的反應因遠端關節操作而有所增減、如果檢查側的反應不同於非檢查側，這些情況代表檢測結果呈陽性。

檢測注意事項
確認最初出現症狀的角度、部位、症狀特徵、關節活動範圍內的阻力變化、左右側差異。左右側若沒有差異，表示檢測結果呈陰性。

評估精準度
本項檢測的敏感度不足～略高，但有95%信賴區間。另一方面，根據報告顯示，各研究中的檢測特異度不一致（表2），因此本項檢測結果若呈陰性，雖然可以稍加排除頸椎神經根病變和周邊神經敏感化，但即便檢測結果呈陽性，也無法百分之百斷定。本項檢測主要針對正中神經，必須搭配操作ULNT1。

表2　**評估精準度**

	敏感度（%）	特異度（%）	陽性相似比	陰性相似比
Wainner RS等[1]	72 （52～93）	33 （21～45）	1.1 （0.77～1.5）	0.85 （0.37～1.9）
Apelby-Albrecht M等[2]	66 （48～80）	75 （47～92）	2.63 （1.09～6.35）	0.46 （0.28～0.75）

※括號內表示95%信賴區間。

圖2　檢測方法

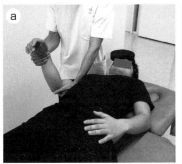

抓握方式

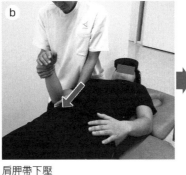

肩胛帶下壓

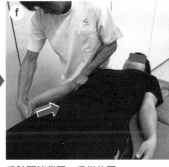

肘關節伸展

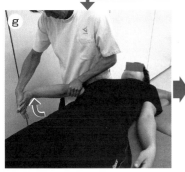

肩關節外轉

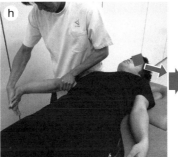

前臂旋後

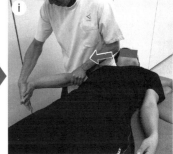

手腕關節背屈，手指伸展

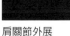

肩關節外展

頸椎側彎的敏感化・去敏感化

10章

頸椎

☑ 常見錯誤

- 進入下一個階段的姿勢時，未能保持前一個姿勢。如果沒有確實維持正確姿勢，無法進行有效判定和追蹤進展，這一點務必多加留意。
- 患者側彎頸部時，容易變成頸部旋轉運動。多留意旋轉運動並無法針對神經施加適當大小的壓力。最重要的是進行檢測之前，確實指導患者操作正確的頸部側彎動作。

One point advice

應該出現的正常反應如下。

- 肘窩深部痛
- 前臂前側・橈側、手部橈側放射性疼痛
- 第1～3指發麻
- 肩膀前面疼痛

- 頸部往檢查側對向側彎時，反應增強
- 頸部往檢查側側彎時，反應減輕
- 肘關節伸展受限，約只有16.5～53.2度

ULNT2b（上肢神經動力測試2b：橈神經）

目 的

● 檢查頸椎神經根病變。
● 臂神經叢誘發檢測。
● 檢測有無周邊神經敏感化。

方 法

①患者採取仰臥姿勢，施測者站在患者的檢查側。舉例來說，檢查側為右邊的話，施測者以左手抓握患者的上臂遠端，以右手抓握患者的前臂遠端（圖3a）。然後施測者以骨盆部位下壓患者的肩胛帶（圖3b）。

②施測者在維持圖3b的姿勢下，伸展患者的肘關節（圖3c）。

③從圖3c的姿勢進一步讓患者肩關節內轉（圖3d）。

④從圖3d的姿勢進一步讓患者前臂旋前（圖3e）。

⑤從圖3e的姿勢進一步讓患者手腕關節掌屈並屈曲手指（圖3f）。

⑥從圖3f的姿勢進一步讓患者肩關節外展（圖3g）。

⑦患者將頸部往非檢查側側彎（敏感化），接著再往檢查側側彎（去敏感化）（圖3h，i）。

陽性結果

如果症狀再次出現、如果檢測引起的反應因遠端關節操作而有所增減、如果檢查側的反應不同於非檢查側，這些情況代表檢測結果呈陽性。

檢測注意事項

確認最初出現症狀的角度、部位、症狀特徵、關節活動範圍內的阻力變化、左右側差異。左右側若沒有差異，表示檢測結果呈陰性。

評估精準度

本項檢測的敏感度不足，特異度略高。本項檢測結果若呈陽性，表示可能有頸椎神經根病變或周邊神經敏感化，但即便檢測結果呈陰性，也無法完全排除（表3）。

表3 評估精準度

	敏感度（%）	特異度（%）	陽性相似比	陰性相似比
Apelby-Albrecht M等[2]	43 （27～60）	75 （47～92）	1.71 （0.68～4.35）	0.76 （0.55～1.06）

※括號內表示95%信賴區間。

圖3　檢測方法

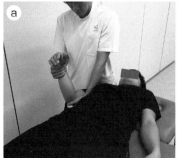

抓握方式

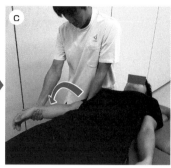

肩胛帶下壓

肘關節伸展

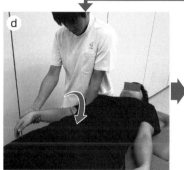

肩關節內轉

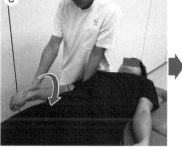

前臂旋前

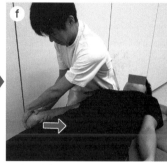

手腕關節掌屈，手指屈曲

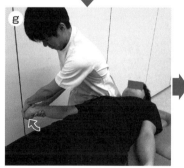

肩關節外展

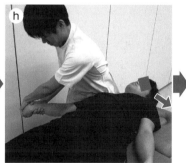

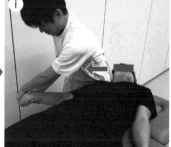

頸椎側彎的敏感化・去敏感化

10章

頸椎

☑ 常見錯誤

• 進入下一個階段的姿勢時，未能保持前一個姿勢。如果沒有確實維持正確姿勢，無法進行有效
  判定和追蹤進展，這一點務必多加留意。
• 患者側彎頸部時，容易變成頸部旋轉運動。多留意旋轉運動並無法針對神經施加適當大小的壓
  力。最重要的是進行檢測之前，確實指導患者操作正確的頸部側彎動作。

One point advice

正常情況下也可能出現疼痛與麻木感覺。

ULNT3（上肢神經動力測試3：尺神經）

目的
- 檢查頸椎神經根病變。
- 臂神經叢誘發檢測。
- 檢測有無周邊神經敏感化。

方法
①患者採取仰臥姿勢，施測者站在患者的檢查側。舉例來說，檢查側為右邊的話，如圖4a所示，施測者左手掌和患者右手掌貼合在一起，手指採伸展位。施測者以另外一隻手的前臂下壓患者的肩胛帶（圖4b）。
②施測者在維持圖4b的姿勢下，讓患者手腕關節背屈（圖4c）。
③從圖4c的姿勢進一步讓患者前臂旋前（圖4d）。
④從圖4d的姿勢進一步讓患者肘關節屈曲至最大角度（圖4e）。
⑤從圖4e的姿勢進一步讓患者肩關節外轉（圖4f）。
⑥從圖4f的姿勢進一步讓患者肩關節外展（圖4g）。
⑦患者將頸部往非檢查側側彎（敏感化），接著再往檢查側側彎（去敏感化）（圖4h，i）。

陽性結果
如果症狀再次出現、如果檢測引起的反應因遠端關節操作而有所增減、如果檢查側的反應不同於非檢查側，這些情況代表檢測結果呈陽性。

檢測注意事項
確認最初出現症狀的角度、部位、症狀特徵、關節活動範圍內的阻力變化、左右側差異。

評估精準度
本項檢測的敏感度略高且特異度高（表4）。檢測結果若呈陽性，表示可能有頸椎神經根病變或周邊神經敏感化；而檢測結果若呈陰性，略有可能排除頸椎神經根病變或周邊神經敏感化。

表4　**評估精準度**

	敏感度（％）	特異度（％）	陽性相似比	陰性相似比
Apelby-Albrecht M等[2]	71（54～85）	88（60～98）	5.71（1.54～21.24）	0.33（0.19～0.56）

※括號內表示95%信賴區間。
※ Apelby-Albrecht M等人[2]的操作方法為下壓肩胛帶後，依肩關節外展100度、肩關節外轉、前臂旋前、肘關節屈曲、手腕關節背屈、手指伸展的順序進行檢測。

圖 4　檢測方法

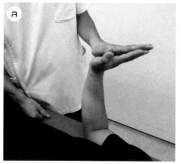

抓握方式

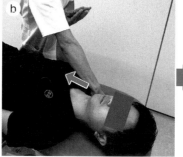

肩胛帶下壓

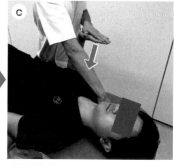

手腕關節背屈

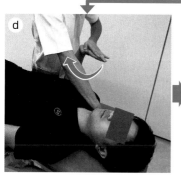

前臂旋前

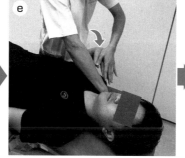

肘關節屈曲

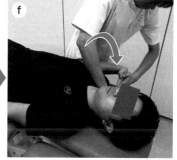

肩關節外轉

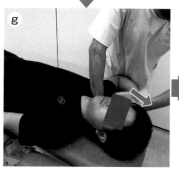

肩關節外展

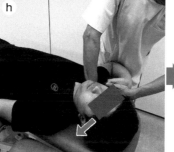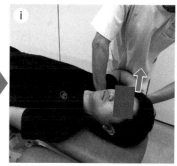

頸椎側彎的敏感化・去敏感化

10章

頸椎

✔ 常見錯誤

- 進入下一個階段的姿勢時，未能保持前一個姿勢。如果沒有確實維持正確姿勢，無法進行有效判定和追蹤進展，這一點務必多加留意。
- 患者頸部側彎時，容易變成頸部旋轉運動。多留意旋轉運動並無法針對神經施加適當大小的壓力。最重要的是進行檢測之前，確實指導患者操作正確的頸部側彎動作。

 One point advice

正常情況下也可能出現疼痛和麻木感覺。左右側若沒有差異，表示檢測結果呈陰性。

神經幹、神經系統的構造與功能

- 神經系統分為中樞神經和延伸至四肢末梢的周邊神經（圖5）。
- 神經幹的神經外膜周圍覆蓋一層名為mesoneurium的疏鬆結締組織，有利於神經幹滑動於神經周圍的組織中（圖5）。
- 各神經纖維包覆在神經內膜中，再由神經束膜將數條，甚至數十條神經纖維分隔成束。神經束由神經外膜包覆並組成神經幹。
- 周邊神經分為無髓鞘神經和髓鞘神經。
- 無髓鞘神經包覆在許旺氏細胞內。
- 髓鞘神經包覆在髓鞘和許旺氏細胞內，經由蘭氏結進行跳躍傳導，快速傳導大量訊息。

圖5　神經幹的構造

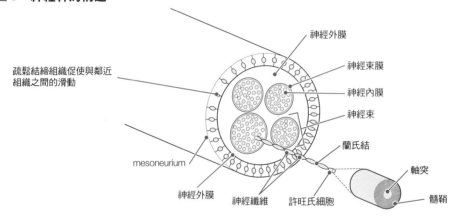

脊髓神經（圖6）

- 由各分節發出的腹根和背根結合後稱為脊髓神經。
- 腹根由傳出（運動）纖維，背根由傳入（感覺）纖維組成。
- 腹根與背根於椎間孔內結合成1根脊髓神經（31對）。
- 脊髓神經包覆在接續於硬膜的神經外膜內。
- 脊髓神經通過椎間孔，離開椎管後往各分布領域延伸。

圖6　脊髓神經

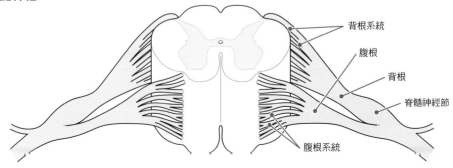

神經的接續性（圖7）

- 神經系統由中樞神經系統（腦與脊髓）和周邊神經系統（神經纖維束與神經節）構成。
- 神經外膜和多數神經束膜接續至硬膜，而部分神經束膜和神經內膜則接續至軟膜。
- 神經系統中，中樞神經接續至分布於四肢末梢的周邊神經。

圖7　神經的接續性

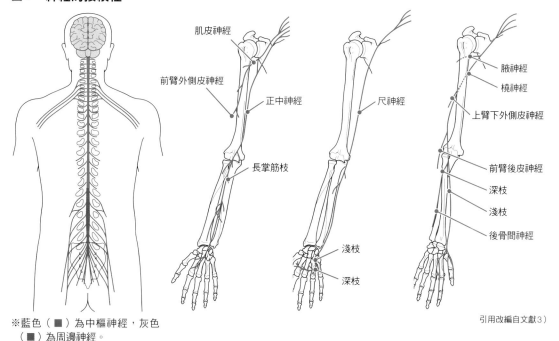

※藍色（■）為中樞神經，灰色
（■）為周邊神經。

引用改編自文獻3）

10章
頸椎

8 sharp-purser test（夏普－波瑟測試）

| 目 的 | 檢查頸部不穩定。 |

| 方 法 | ①患者採取坐姿，頸部輕度前屈，施測者確認患者於靜止狀態時的症狀（圖1　起始姿勢）。
②施測者一手手掌擺在患者前額，另一隻手的拇指‧食指擺在樞椎的棘突上（圖2　起始姿勢）。
③施測者從前額向背側輕輕施加力量（圖2　結束姿勢）。 |

| 陽性結果 | 頸部屈曲時誘發症狀，並隨著向背側施力而減輕。若有這種情況，疑似上位頸椎不穩定。 |

| 檢測注意事項 | 於前額施加向背側的力量，必須垂直於頸部的前屈角度。 |

| 評估精準度 | 本項檢測的特異度高，陽性相似比也超過10，因此檢測結果若呈陽性，表示頸部不穩定的可能性很高。除此之外，由於敏感度不足，即便檢測結果呈陰性，也無法完全排除頸部不穩定的可能性（表1）。然而這些研究報告的對象為風濕性疾病患者，還必須多留意適應度的問題。另一方面，關於本項檢測的有效性探討並不充足，必須搭配其他檢測方式以進行綜合性判斷。 |

表1　**評估精準度**

	敏感度（％）	特異度（％）	陽性相似比	陰性相似比
Uitvlugt G等[1]	69 （50～84）	96 （89～99）	17.25	0.32
Stevens JC等[2]	44 （28～62）	98 （92～100）	22	0.57

※括號內表示95％信賴區間。

圖1　檢測姿勢

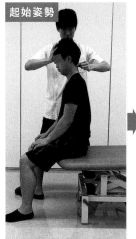
起始姿勢

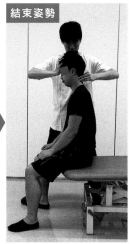
結束姿勢

圖2　檢測方法

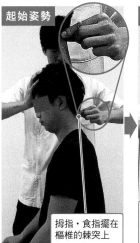
起始姿勢

拇指‧食指擺在樞椎的棘突上

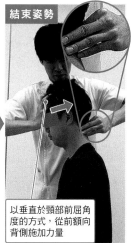
結束姿勢

以垂直於頸部前屈角度的方式，從前額向背側施加力量

＊圖中記號　→：施測者操作

✔ **常見錯誤**

- 沒有以垂直於頸部前屈角度的方式施加力量在前額上。多留意角度一旦不正確，就無法進行正確的檢測。
- 施加於前額的力量太大。多留意力量過大可能容易誘發疼痛等症狀。
- 未能確實固定樞椎。若沒有確實固定樞椎，可能會出現無法充分向寰椎背側移動，或者施加於前額的力量導致頸部伸展等情況。

One point advice

若患者有寰樞關節脫位（好發於風濕性疾病患者身上）的情況，多半會呈陽性結果。

圖3　關節內的動作

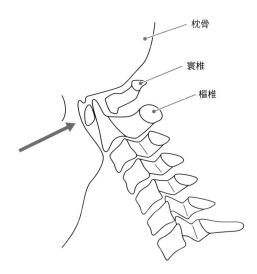

枕骨

寰椎

樞椎

固定樞椎棘突，於前額施加往背側的力量，使寰椎向背側移動。

- alar ligament stability test（翼狀韌帶穩定性測試，圖4）⋯用於檢測頸部不穩定。本項檢測的敏感度為不足～略高，特異度高（表2）。本項檢測結果若呈陽性，表示翼狀韌帶極可能有問題；而檢測結果若呈陰性，則表示有可能排除頸部不穩定的問題。

圖4　翼狀韌帶穩定性測試

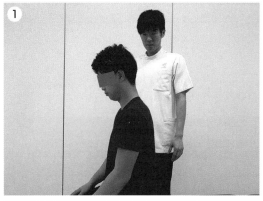
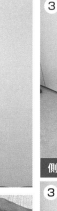
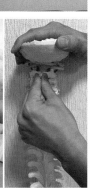
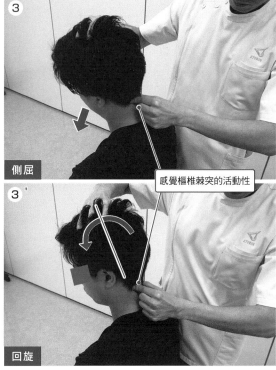

側屈

感覺樞椎棘突的活動性

回旋

①患者採取坐姿，頸部輕度前屈。
②施測者以拇指・食指固定患者的樞椎棘突。
③施測者協助側彎・旋轉患者的頸部，感覺樞椎部位的活動性。
陽性結果：患者頸部側彎或旋轉時，施測者感覺不到樞椎的活動性。

表2　評估精準度

		敏感度〔%〕	特異度〔%〕	陽性相似比	陰性相似比
Kaale BR 等[3]	右翼狀韌帶	69	100	─	0.31
	左翼狀韌帶	72	96	18	0.29

建議熟記

頸部韌帶的構造與功能

* 寰椎橫韌帶位於齒突後方，連接寰椎左右兩邊的外側塊，並將齒突向前推（圖5）。
* 寰椎橫韌帶的功用是避免齒突於動作中向後方移動。
* 翼狀韌帶始於齒突，朝左右兩側上方延伸，附著於枕骨大孔的外側緣（圖5，6）。
* 頸部側彎時，對側翼狀韌帶纖維變緊繃，並且使樞椎往同側旋轉。藉由這個動作促使樞椎棘突於側彎時往對側移動（右側彎時，樞椎向右旋轉，圖6）。

圖5　寰椎橫韌帶

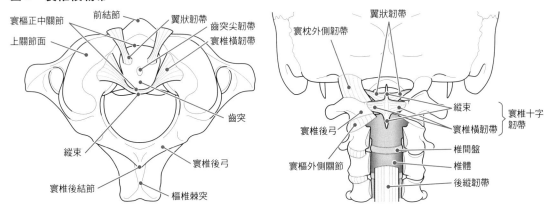

圖6　翼狀韌帶

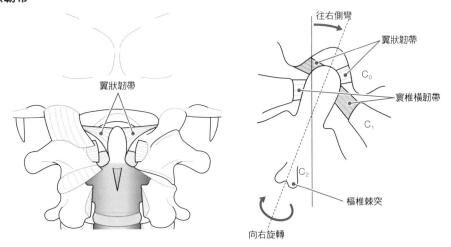

10章
頸椎

- a、b的方法：未充分固定頭部和軀幹，導致二者跟著一起轉動。沒有充分固定恐導致刺激施加於頸椎和前庭上，進而增加鑑別上的困難。
- c的方法：頸部和軀幹其中一方先轉動，未能整體一起轉動。沒能整體一起轉動恐導致刺激施加於頸椎和前庭上，進而增加鑑別上的困難。

One point advice

眼球震顫並不容易判斷，所以一旦出現相關症狀，務必接受眩暈科醫師的診療。針對頸因性眩暈，目前尚未有最具特異度的檢查，必須透過多項檢測以進行全面性診斷。

相關理學檢測

- cervical relocation test（頸椎再復位測試，圖4）…檢查頸部的關節位置感覺。本項檢測的敏感度高，特異度不足（表2），檢測結果若呈陰性，表示頸椎的位置感覺可能沒有問題。
- cervical arterial dysfunction test（cervical arterial dysfunction測試，圖5）…本項檢測的敏感度低，特異度高（表2）。檢測結果若呈陽性，表示椎動脈很可能出了問題，但即便檢測結果呈陰性，也無法完全排除。疑似椎動脈出問題的話，必須進行電腦斷層造影檢查和血管攝影檢查。

圖4 頸椎再復位測試

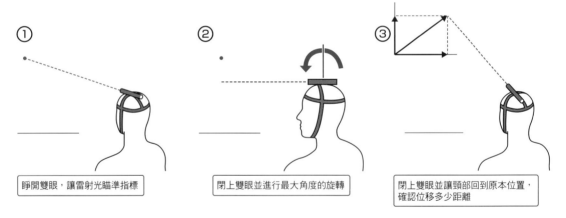

①	②	③
睜開雙眼，讓雷射光瞄準指標	閉上雙眼並進行最大角度的旋轉	閉上雙眼並讓頸部回到原本位置，確認位移多少距離

①患者採取坐姿，大約離牆90cm，頭上穿戴一支雷射筆，雷射光瞄準牆上的指標。
②患者閉上雙眼，旋轉頸部至最大角度。
③維持閉眼狀態，讓頸部旋轉至原本的起始位置。
陽性結果：距離最初的起始位置4.5度以上。

表2 評估精準度

		敏感度〔%〕	特異度〔%〕	陽性相似比	陰性相似比
L'Heureux-Lebeau B 等[1]	頸椎再復位測試	92	54	2	0.15
Hutting N 等[4]	cervical arterial dysfunction 測試	0～57	87～100	0.22～83.3	0.44～1.4

圖 5　cervical arterial dysfunction 測試

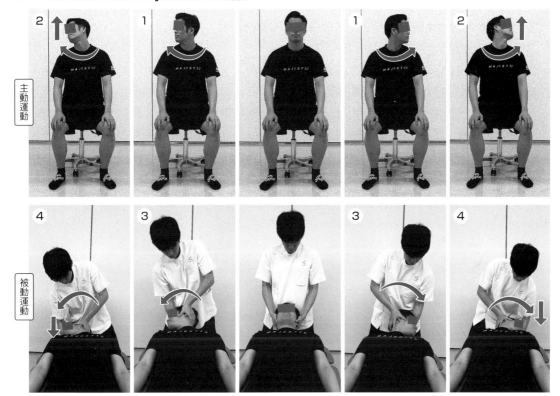

①採取坐姿，患者主動旋轉頸椎至最大角度（左右兩側）。
②採取坐姿，患者主動旋轉並伸展頸椎至最大角度（左右兩側）。
③採取仰臥姿勢，由施測者將患者頸椎旋轉至最大角度（左右兩側）。
④採取仰臥姿勢，由施測者將患者頸椎旋轉·伸展至最大角度（左右兩側）。

※假設沒有立即誘發症狀，所有姿勢皆至少保持10秒。恢復至中立位後，也同樣保持10秒。請患者自行讀秒。一出現症狀即停止。施測者於檢測中仔細觀察患者眼睛，確認是否出現眼球震顫現象。

陽性結果：確認有眩暈、眼球震顫、複視、暫時性昏厥、出汗、吞嚥困難、構音障礙、噁心、嘴唇周圍發麻、其他神經系統症狀等現象。

注意：椎動脈檢測具有一定的危險性，目前多半建議不要進行這項檢測。但確實掌握頸部伸展和旋轉時，椎動脈血流是否減少也是重要關鍵，所以一旦發現任何蛛絲馬跡，請務必接受進一步的精密檢查。

　建議熟記

頸因性眩暈

- 頸因性眩暈是指頸部問題導致頸部旋轉或伸展時出現眩暈症狀。
- 引起頸因性眩暈的原因包含頸部骨骼、肌肉、韌帶異常，或者椎動脈、椎動脈周圍的交感神經纖維受到刺激或壓迫。
- 頸因性眩暈的症狀有平衡感變差、感覺姿勢不穩定、頸部位置感覺變差、頸部疼痛、頸部活動範圍受限等。

10章
頸椎

頸因性眩暈的發生機轉[3]

- 頸部交感神經受損：頸椎退化等造成神經受到機械性刺激，促使椎動脈周圍的交感神經節過度活躍，而椎動脈收縮可能進一步引起眩暈。

- 頸部本體感受器受損：來自頸部本體感受器的異常傳入可能造成胸鎖乳突肌或斜方肌痙攣；而不正常衝動傳入前庭神經核，則可能引起眩暈。

- 椎動脈阻塞：椎動脈輸送血液至內耳動脈，一旦椎基底動脈循環不全、轉動性椎動脈症候群、Powers症候群、獵弓症候群等造成椎動脈血流受阻，便容易引起眩暈。

- 與偏頭痛之間的關係：在偏頭痛案例中，常見頸部疼痛症狀，因此有研究學者指出偏頭痛的眩暈和頸因性眩暈息息相關。

前庭

進行適當檢測的流程

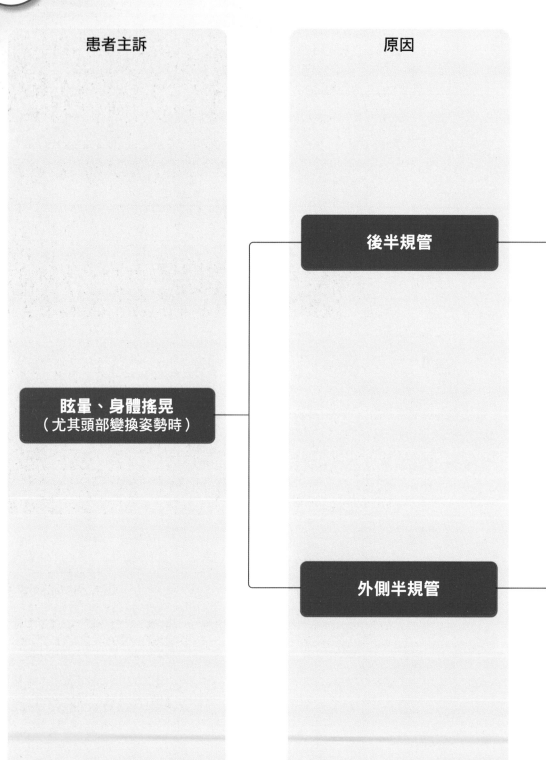

患者主訴

原因

後半規管

眩暈、身體搖晃
（尤其頭部變換姿勢時）

外側半規管

檢測法

Dix-Hallpike test
（姿勢變換測試）
用於檢查良性陣發性姿勢性眩暈
→ p.282

side-lying test
（側臥測試）
用於檢查良性陣發性姿勢性眩暈
→ p.284

supine head roll test／Pagnini- McClure
roll maneuver
（平躺頭翻轉測試）
用於檢查良性陣發性姿勢性眩暈
→ p.286

head impulse test
（頭部推力測試）
用於檢查末梢前庭功能
→ p.288

② Dix-Hallpike test （姿勢變換測試）

目 的	檢測後半規管良性陣發性姿勢性眩暈（BPPV：benign paroxysmal positional vertigo）。
方 法	①患者採取雙腳伸直的坐姿。施測者抓握患者頭部，然後將頸部旋轉45度（圖1，2 起始姿勢）。 ②施測者讓患者迅速躺下，這時候將患者頸部伸展約20～30度（圖1，2 結束姿勢）。 ③施測者協助維持這個姿勢至多60秒，並且觀察有無眼球震顫現象。
陽性結果	誘發向上旋轉性眼球震顫（眼瞼上翻的垂直性眼球震顫和朝患側的旋轉性眼球震顫混合在一起）的那一側為患側（頸部向右旋轉的狀態下出現陽性結果，表示右側為患側）。
檢測注意事項	通常經過一段潛伏期之後才會出現眼球震顫現象，所以不要立即從仰臥姿勢恢復至坐姿，務必稍微停留且觀察一下（最長60秒）。
評估精準度	據說姿勢變換測試是診斷後半規管BPPV的黃金標準檢測[1]，在臨床診療指引中算是一項具高信賴性的檢測。本項檢測的敏感度為略高～高，特異度為略高（表1）。但根據研究報告顯示，陽性預測值為83%，陰性預測值為52%[3]，即便檢測結果呈陰性，也無法完全排除。必須分數天進行檢測，以減少發生假陰性的情況。

表1　**評估精準度**

	敏感度〔%〕	特異度〔%〕	陽性相似比	陰性相似比
Halker RB等[4]	79 （65～94）	75 （33～100）	3.17 （0.58～17.50）	0.28 （0.11～0.69）
Lopez-Escamez JA等[5]	82	71	NA	NA

※括號內表示95%信賴區間。
※NA：沒有符合

圖1　檢測姿勢

起始姿勢

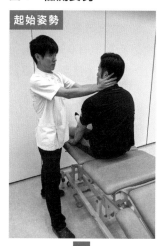

↓

結束姿勢

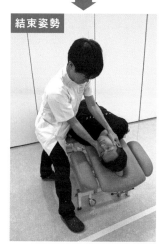

圖2　檢測方法

起始姿勢

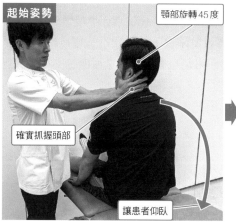

頸部旋轉45度

確實抓握頭部

讓患者仰臥

結束姿勢

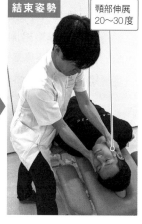

頸部伸展 20～30度

＊圖中記號　→：施測者操作

圖3　耳石的滾動（從側面觀察左耳的示意圖）

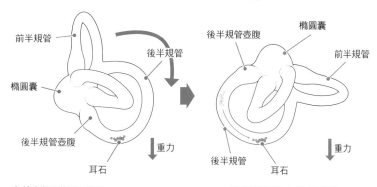

前半規管

後半規管

橢圓囊

後半規管壺腹

重力

耳石

a　起始姿勢下的耳石位置

後半規管壺腹

橢圓囊

前半規管

後半規管

重力

耳石

b　姿勢變換測試中的耳石滾動

☑ **常見錯誤**

- 未確實做到旋轉・伸展角度。為了使姿勢變換運動的刺激與後半規管平面一致，以利有效刺激後半規管，務必確實按照指示，做到該有的旋轉・伸展角度。
- 未能迅速進行檢測動作。為了讓耳石滾動，必須盡可能快速做到檢測動作。
- 患者不小心閉上雙眼。為了確認眼球震顫的情況，指示患者不可以閉上雙眼，或者進一步協助患者睜開雙眼。

One point advice

- 患者可能會有嘔吐現象，建議事先準備好垃圾桶。
- 在日本，這是一項需要由醫師操作的檢測。

11章

前庭

- side-lying test（側臥測試，圖4，5）…檢查後半規管BPPV。本項檢測的敏感度高，特異度略高（表2）。本項檢測結果若呈陰性，極可能不是後半規管BPPV。由於特異度有95％信賴區間，即便檢測結果呈陽性，可能也難以百分之百斷定。檢測機制沒有顯著變化，建議參考姿勢變換檢測的評估精準度。

圖4　側臥測試

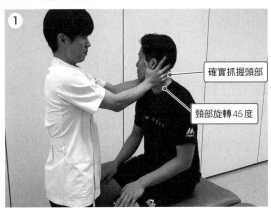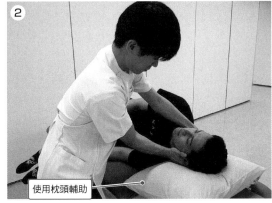

確實抓握頭部

頸部旋轉45度

使用枕頭輔助

①患者採取端坐姿勢，施測者抓握患者頭部並將頸部旋轉45度。
②保持頸部旋轉姿勢，迅速往旋轉對側方向側臥。施測者協助維持這個姿勢最多60秒，觀察有無眼球震顫現象。
陽性結果：誘發向上旋轉性眼球震顫時，位於下方的那一側為患側（頸部向右旋轉的狀態下出現陽性結果，表示左側為患側）。
※頸胸椎活動範圍受限（駝背）的情況下，如果難以進行姿勢變換檢測，可以改採側臥測試。

圖5　側臥測試過程中的耳石滾動（從前方觀察左耳的示意圖）

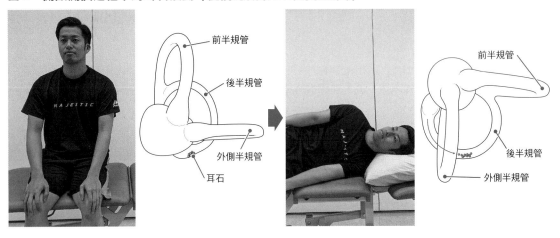

前半規管

後半規管

外側半規管

耳石

前半規管

後半規管

外側半規管

表2　評估精準度

	敏感度（％）	特異度（％）	陽性相似比	陰性相似比
Halker RB 等[4]	90 （79～100）	75 （33～100）	3.59 （0.65～19.67）	0.14 （0.04～0.46）

※括號內表示95％信賴區間。

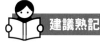

建議熟記

內耳的構造與功能

- 耳朵的構造大致分為外耳（耳廓、外耳道、鼓膜）、中耳（鼓室：聽小骨、耳咽管）和內耳（前庭系統和耳蝸）。
- 內耳由平衡系統感受器的半規管（前·外側·後）和耳石器（橢圓囊、球囊），以及聽覺系統感受器耳蝸構成（圖6）。
- 半規管是旋轉角速度的感受器，耳石器是直線加速度的感受器。
- 半規管有個名為壺腹的構造，內有感覺細胞的膠質頂帽。
- 耳石器的感覺細胞存在於位覺斑裡，含耳石（碳酸鈣結晶）在內都覆蓋於凝膠狀的耳石膜下。

圖 6　內耳構造

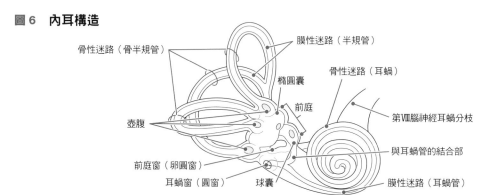

BPPV的病症與治療

- 特定姿勢誘發眩暈是BPPV的主要特徵，另外也會伴隨眼球震顫現象的出現。
- 因耳石自耳石器脫落且進入半規管內而引起。
- 脫落的耳石因姿勢轉換而滾動，改變半規管內淋巴液的流動慣性，造成膠質頂帽偏移而產生眼球震顫現象。
- 基於三半規管的特殊構造，耳石最常脫落至後半規管或外側半規管。
- 最具代表性的治療方式為針對後半規管BPPY採取Epley復位手法；針對外側半規管BPPY採取Lempert roll復位手法、Gufoni復位手法等，這幾種方式都是透過姿勢轉換讓脫落的耳石回到耳石器內。在日本，必須由眩暈科醫師本人或在眩暈科醫師指導下才能進行復位術。詳細內容請參考耳石脫落的相關書籍。

11章
前庭

③ supine head roll test／Pagnini-McClure roll maneuver（平躺頭翻轉測試）

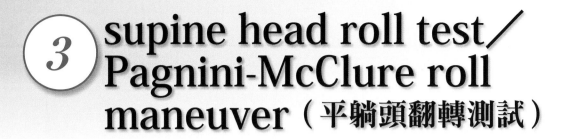

目 的	檢查外側半規管良性陣發性姿勢性眩暈（BPPV：benign paroxysmal positional vertigo）。
方 法	①患者採取仰臥姿勢，頸部屈曲30度（圖1 起始姿勢）。 ②施測者將患者的頭部迅速向左旋轉，觀察有無產生眼球震顫現象〔圖1，2「結束姿勢（向左旋轉）」〕。眼球震顫現象消失後（或者沒有出現眼球震顫現象），將頭部恢復至中立位。 ③施測者接著將患者的頭部迅速向右旋轉，觀察有無產生眼球震顫現象〔圖1，2 結束姿勢（向右旋轉）〕。眼球震顫現象消失後（或者沒有出現眼球震顫現象），將頭部恢復至中立位。
陽性結果	誘發水平性眼球震顫。水平方向的眼球震顫有以下2種模式。 ・向地性眼球震顫（半規管沉石）：轉向患側時，出現強烈的向地性眼球震顫；而轉向非患側時，向地性眼球震顫現象比患側輕微（轉向右側時，若出現強烈的朝右側眼球震顫，右側即為患側）。眼球震顫現象持續1分鐘以內。 ・背地性眼球震顫（頂帽沉石）：轉向患側時，背地性眼球震顫現象比非患側輕微；而轉向非患側時，出現強烈的背地性眼球震顫現象（轉向右側時，若出現強烈的朝左側眼球震顫，左側即為患側）。眼球震顫現象持續1分鐘以上。
檢測注意事項	通常經過一段潛伏期之後才會出現眼球震顫現象，所以不要立即從旋轉姿勢恢復至起始位置，務必稍微停留觀察一下。
評估精準度	沒有關於本項檢測的敏感度・特異度研究報告。但根據報告顯示，本項檢測為外側半規管BPPV的代表性檢測，在臨床診療指引[1]中也算是一項具高信賴性的檢測。

圖1 檢測姿勢

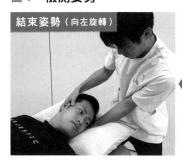
結束姿勢（向左旋轉）

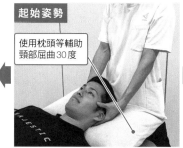
起始姿勢

使用枕頭等輔助
頸部屈曲30度

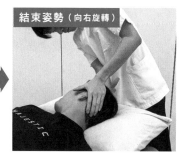
結束姿勢（向右旋轉）

圖2 檢測方法

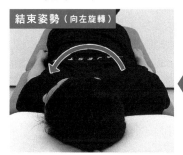
結束姿勢（向左旋轉）

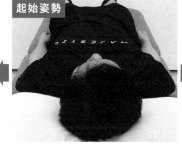
起始姿勢

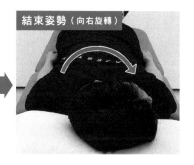
結束姿勢（向右旋轉）

＊圖中記號　→：施測者操作

☑ 常見錯誤

- 頸部未確實屈曲30度。為了使姿勢變換運動的刺激與外側半規管平面一致，以利有效刺激外側半規管，務必確實屈曲頸部30度。
- 未能迅速進行檢測動作。為了讓耳石滾動，必須盡可能快速做到檢測動作。
- 患者不小心閉上雙眼。為了確認眼球震顫的情況，指示患者不可閉上雙眼，或進一步協助患者睜開雙眼。

One point advice

- 患者可能會有嘔吐現象，建議事先準備好垃圾桶。
- 在日本，這是一項需要由醫師操作的檢測。

圖3 右外側半規管內的耳石滾動

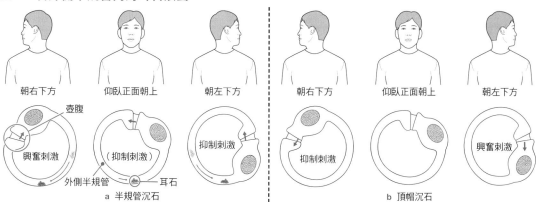

朝右下方　　仰臥正面朝上　　朝左下方　　　　朝右下方　　仰臥正面朝上　　朝左下方

壺腹

興奮刺激　　（抑制刺激）　　抑制刺激　　　　抑制刺激　　　　　　　　興奮刺激

外側半規管　　　耳石
a 半規管沉石　　　　　　　　　　　　　b 頂帽沉石

※半規管沉石：向左右側旋轉頭部時，產生向地性眼球震顫現象。朝患側（圖a中為右側）方向旋轉時，產生強烈眼球震顫現象。
※頂帽沉石：向左右側旋轉頭部時，產生背地性眼球震顫現象。朝非患側（圖b中為左側）方向旋轉時，產生強烈眼球震顫現象。
※興奮刺激：內淋巴液朝向壺腹流動。
※抑制刺激：內淋巴液流出壺腹。

11 章
前庭

- head impulse test（頭部推力測試，圖4，5）…檢查末梢前庭功能（前庭動眼反射）。本項檢測的敏感度不足，特異度高（表1）。本項檢測結果若呈陽性，表示末梢前庭功能出問題的可能性很高，但即便檢測結果呈陰性，也無法完全排除。

圖4　頭部推力測試

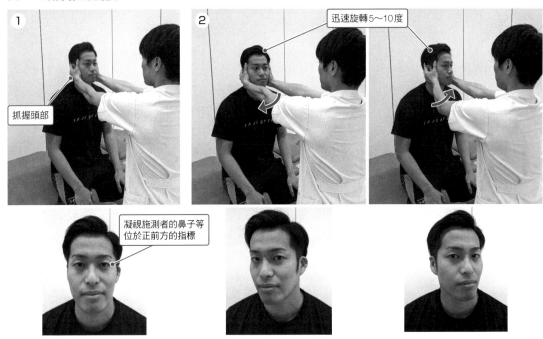

①患者採取坐姿，施測者抓握患者頭部並屈曲30度。指示患者持續凝視位於前方的指標（施測者的鼻子等）。
②施測者迅速旋轉患者頭部5～10度，隨機旋轉。

圖5　頭部推力測試呈陽性結果

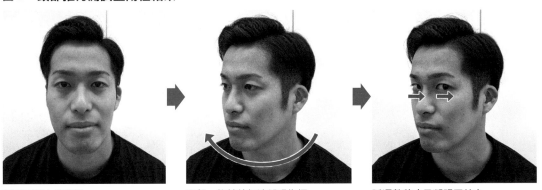

凝視正前方的指標　　　　　頭部一旋轉就無法凝視指標　　　　　延遲數秒才又凝視正前方

陽性結果：轉向同一個方向3次，其中2次以上都無法持續凝視指標，而是延遲數秒後才看向正前方（catch-up saccade），這種情況即為陽性結果。向右旋轉時若呈陽性反應，疑似右側末梢前庭障礙。

表1 **評估精準度**

	敏感度〔％〕	特異度〔％〕	陽性相似比	陰性相似比
Perez N等[2]	45	91	NA	NA

※NA：沒有符合

 建議熟記

半規管的相對位置關係

- 半規管由前半規管、外側半規管、後半規管構成。
- 從矢狀面來看，前半規管朝上，後半規管朝下，外側半規管與水平面呈30度夾角（圖6）。
- 從水平面來看，右前半規管和左後半規管，左前半規管和右後半規管呈平行（圖6）。

圖6 半規管的相對位置關係

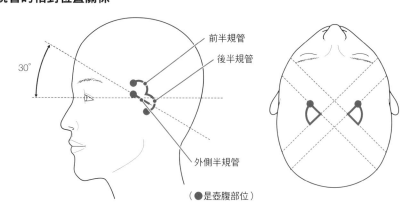

前半規管

後半規管

30°

外側半規管

（●是壺腹部位）

與前庭有關的反射

- 前庭動眼反射（VOR：vestibulo ocular reflex）：前庭接收到的訊息傳入前庭神經核，再經由動眼神經核、滑車神經核傳出至眼外肌以調整眼球運動。
- 前庭頸反射（VCR：vestibulocollic reflex）：前庭接收到的訊息經由前庭神經核，穿過內側前庭脊髓徑至脊髓，從而穩定頭部。在這個同時和頸眼反射一起調整眼球震顫現象。
- 前庭脊髓反射（VSR：vestibulo spinal reflex）：前庭接收到的訊息經由前庭神經核，進行軸突投射至腰髓，並作為前庭脊髓徑參與保持姿勢與維持平衡。構成外側前庭脊髓徑，支配頸部・四肢的伸肌群並活化抗重力肌。
- 前庭交感神經反射（VSR：vestibulo sympathetic reflex）：來自前庭的訊息攸關姿勢變換時的血壓等血液動力，以及呼吸的穩定性。

11章
前庭

參考文獻

第1章　總論

① 骨科徒手檢測的意義

引用文獻

1) Sackett DL, et al.: Evidence based medicine: What it is and what it isn't. BMJ, 312（7023）: 71-72, 1996.

② 何謂敏感度、特異度、陽性‧陰性預測值、前測‧後測機率、相似比

引用文獻

1) Mandrekar JN: Receiver operating characteristic curve in diagnostic test assessment. J Thorac Oncol, 5（9）: 1315-1316, 2010.

2) Li F, et al.: Assessing the accuracy of diagnostic tests. Shanghai Arch Psychiatry, 30（3）: 207-212, 2018.

3) Jaeschke R, et al.: How to use an article about a diagnostic test. B. What are the results and will they help me in caring for my patients? JAMA, 271（9）: 703-707, 1994.

4) Fagan TJ: Nomogram for Bayer's theorem. N Eng J Med, 293（5）: 257, 1975.

第2章　踝關節

② anterior drawer test（踝關節前拉測試）

引用文獻

1) Croy T, et al.: Anterior talocrural joint laxity: diagnostic accuracy of the anterior drawer test of the ankle. J Orthop Sports Phys Ther, 43（12）: 911-919, 2013.

2) van Dijk CN, et al.: Physical examination is sufficient for the diagnosis of sprained ankles. J Bone Joint Surg Br, 78（6）: 958-962, 1996.

3) Hertel J, et al.: Talocrural and subtalar joint instability after lateral ankle sprain. Med Sci Sports Exerc, 31（11）: 1501-1508, 1999.

4) Kovaleski JE, et al.: Knee and ankle position, anterior drawer laxity, and stiffness of the ankle complex. J Athl Train, 43（3）: 242-248, 2008.

5) Vaseenon T, et al.: Comparison of two manual tests for ankle laxity due to rupture of the lateral ankle ligaments. Iowa Orthop J, 32: 9-16, 2012.

6) Matsui K, et al.: Anatomy of anterior talofibular ligament and calcaneofibular ligament for minimally invasive surgery: A systematic review. Knee Surg Sports Traumatol Arthrosc, 25(6): 1892-1902, 2017.

7) Bahr R, et al.: Ligament force and joint motion in the intact ankle: A cadaveric study. Knee Surg Sports Traumatol Arthrosc, 6（2）: 115-121, 1998.

8) Panagiotakis E, et al.: Biomechanical analysis of ankle ligamentous sprain injury cases from televised basketball games: Understanding when, how and why ligament failure occurs. J Sci Med Sport, 20（12）: 1057-1061, 2017.

9) Swenson DM, et al.: Epidemiology of U.S. high school sports-related ligamentous ankle injuries, 2005/06-2010/11. Clin J Sport Med, 23（3）: 190-196, 2013.

10) Margetic P, et al.: The Value of Ultrasound in Acute Ankle Injury: Comparison With MR. Eur J Trauma Emerg Surg, 35（2）: 141-146, 2009.

③ inversion stress test（內翻應力測試）

引用文獻

1) Gribble PA: Evaluating and differentiating ankle instability. J Athl Train, 54（6）: 617-627, 2019.

2) Lynch SA: Assessment of the injured ankle in the athlete. J Athl Train, 37（4）: 406-412, 2002.

3) Rosen AB, et al.: Diagnostic accuracy of instrumented and manual talar tilt tests in chronic ankle instability populations. Scand J Med Sci Sports, 25（2）: e214-221, 2015.

4) Hertel J, et al.: Talocrural and subtalar joint instability after lateral ankle sprain. Med Sci Sports Exerc, 31（11）: 1501-1508, 1999.

5) Matsui K, et al.: Anatomy of anterior talofibular ligament and calcaneofibular ligament for minimally invasive surgery: A systematic review. Knee Surg Sports Traumatol Arthrosc, 25(6): 1892-1902, 2017.

6) Bahr R, et al.: Ligament force and joint motion in the intact ankle: A cadaveric study. Knee Surg Sports Traumatol Arthrosc, 6（2）: 115-121, 1998.

7) Edama M, et al.: The effects on calcaneofibular ligament function of differences in the angle of the calcaneofibular ligament with respect to the long axis of the fibula: A simulation study. J Foot Ankle Res, 10: 60, 2017.

8) Panagiotakis E, et al.: Biomechanical analysis of ankle ligamentous sprain injury cases from televised basketball games: Understanding when, how and why ligament failure occurs. J Sci Med Sport, 20（12）: 1057-1061, 2017.

9) Swenson DM, et al.: Epidemiology of U.S. high school sports-related ligamentous ankle injuries, 2005/06-2010/11. Clin J Sport Med, 23（3）: 190-196, 2013.

10) Alvarez CAD, et al.: Dynamic high-resolution ultrasound in the diagnosis of calcaneofibular ligament injury in chronic lateral ankle injury: A comparison with three-dimensional magnetic resonance imaging. J Med Ultrason（2001）, 2019.

11) Margetic P, et al.: The value of ultrasound in acute ankle injury: Comparison with MR. Eur J Trauma Emerg Surg, 35（2）: 141-146, 2009.

④ squeeze test（擠壓測試）

引用文獻

1) Sman AD, et al.: Diagnostic accuracy of clinical tests for ankle syndesmosis injury. Br J Sports Med, 49（5）: 323-329, 2015.

2) de Cesar PC, et al.: Comparison of magnetic resonance imaging to physical examination for syndesmotic injury after lateral ankle sprain. Foot Ankle Int, 32（12）: 1110-1114, 2011.

3) Beumer A, et al.: A biomechanical evaluation of clinical stress tests for syndesmotic ankle instability. Foot Ankle Int, 24（4）: 358-363, 2003.

4) Hermans JJ, et al.: Anatomy of the distal tibiofibular syndesmosis in adults: A pictorial essay with a multimodality approach. J Anat, 217（6）: 633-645, 2010.

5) McCollum GA, et al.: Syndesmosis and deltoid ligament injuries in the athlete. Knee Surg Sports Traumatol Arthrosc, 21（6）: 1328-1337, 2013.

⑤ Thompson test（湯普森測試）

引用文獻

1) Maffulli N: The clinical diagnosis of subcutaneous tear of the Achilles tendon. A prospective study in 174 patients. Am J Sports Med, 26（2）: 266-270, 1998.

2) Garras DN, et al.: MRI is unnecessary for diagnosing acute Achilles tendon ruptures: clinical diagnostic criteria. Clin Orthop Relat Res, 470（8）: 2268-2273, 2012.

3) Lemme NJ, et al.: Epidemiology and video analysis of Achilles tendon ruptures in the national basketball association. Am J Sports Med, 47 (10) : 2360-2366, 2019.

4) Ochen Y, et al.: Operative treatment versus nonoperative treatment of Achilles tendon ruptures: Systematic review and meta-analysis. Bmj, 364: k5120, 2019.

⑥ windlass test（被動性背屈測試）

引用文獻

1) De Garceau D, et al.: The association between diagnosis of plantar fasciitis and windlass test results. Foot Ankle Int, 24(3): 251-255, 2003.

2) Kinoshita M, et al.: The dorsiflexion-eversion test for diagnosis of tarsal tunnel syndrome. J Bone Joint Surg Am, 83 (12) : 1835-1839, 2001.

3) Martin RL, et al.: Heel pain-plantar fasciitis: revision 2014. J Orthop Sports Phys Ther, 44 (11) : A1-33, 2014.

第3章　膝關節

② patella apprehension test（髕骨滑動測試）

引用文獻

1) Sallay PL, et al.: Acute dislocation of the patella. A correlative pathoanatomic study. Am J Sports Med, 24 (1) : 52-60, 1996.

2) 生越敦子 ほか：膝蓋大腿関節障害－膝蓋骨不安定症（膝蓋骨脱臼・亜脱臼症候群），膝蓋大腿関節症，滑膜ヒダ障害－. 関節外科, 31: 285-290, 2012.

③ Lachman's test（拉赫曼測試）

引用文獻

1) Benjaminse A, et al.: Clinical diagnosis of an anterior cruciate ligament rupture: A meta-analysis. J Orthop Sports Phys Ther, 36 (5) : 267-288, 2006.

2) Huang W, et al.: Clinical examination of anterior cruciate ligament rupture: A systematic review and meta-analysis. Acta Orthop Traumatol Turc, 50 (1) : 22-31, 2016.

3) 日本整形外科学会診療ガイドライン委員会，前十字靱帯（ACL）損傷診療ガイドライン策定委員会 編：改訂第3版 前十字靱帯（ACL）損傷診療ガイドライン，南江堂, 2019.

④ posterior drawer test（後拉測試）

引用文獻

1) Rubinstein RA, et al.: The accuracy of the clinical examination in the setting of posterior cruciate ligament injuries. Am J Sports Med, 22 (4) : 550-557, 1994.

2) Moore HA, et al.: Posterior cruciate ligament injuries. Results of early surgical repair. Am J Sports Med, 8 (2) : 68-78, 1980.

3) 荒木大輔 ほか：膝関節靱帯損傷の診断. MB Orthopaedics, 30(10): 185-196, 2017.

⑤ valgus stress test（外翻應力測試）

引用文獻

1) Harilainen A: Evaluation of knee instability in acute ligamentous injuries. Ann Chir Gynaecol, 76: 269-273, 1987.

2) Garvin GJ, et al.: Tears of the medial collateral ligament: Magnetic resonance imaging findings and associated injuries. Can Assoc Radiol J, 44: 199-204, 1993.

3) 荒木大輔 ほか：膝関節靱帯損傷の診断, MB Orthopaedics, 30 (10) : 185-196, 2017.

4) 白倉賢二：膝靱帯損傷の診断と機能評価, MB Medical Rehabilitation, 154: 1-6, 2013.

⑥ varus stress test（內翻應力測試）

引用文獻

1) Harilainen A: Evaluation of knee instability in acute ligamentous injuries. Ann Chir Gynaecol, 76 (5) : 269-273, 1987.

2) 荒木大輔 ほか：膝関節靱帯損傷の診断. MB Orthopaedics, 30 (10) : 185-196, 2017.

3) 白倉賢二：膝靱帯損傷の診断と機能評価. MB Medical Rehabilitation, 154: 1-6, 2013.

⑦ Apley compression test（艾波利擠壓測試）

引用文獻

1) Kurosaka M, et al.: Efficacy of the axially loaded pivot shift test for the diagnosis of a meniscal tear. Int Orthop, 23 (5) : 271-274, 1999.

2) Fowler PJ, et al.: The predictive value of five clinical signs in the evaluation of meniscal pathology. Arthroscopy, 5 (3) : 184-186, 1989.

3) Evans PJ, et al.: Prospective evaluation of the McMurray test. Am J Sports Med, 21 (4) : 604-608, 1993.

4) 阿部信寛：膝半月板損傷の診断. MB Orthopaedics, 30 (10) : 175-183, 2017.

5) Chambers S, et al.: The accuracy of magnetic resonance imaging (MRI) in detecting meniscal pathology. J R Nav Med Serv, 100 (2) : 157-160, 2014.

⑧ wipe test（擦拭測試）

引用文獻

1) 林　光俊：ジャンパー膝の診断－MRI, 超音波を主として－. 臨床スポーツ医学, 27 (10) : 1079-1084, 2010.

第4章　髖關節

② Thomas test（湯瑪士測試）

引用文獻

1) Lee KM, et al.: Reliability of physical examination in the measurement of hip flexion contracture and correlation with gait parameters in cerebral palsy. J Bone Joint Surg Am, 19;93 (2) :150-158, 2011.

2) 林　典雄ほか：運動器疾患の機能解剖学に基づく評価と解釈　下肢編. 運動と医学の出版社，p23-25: 2018.

③ Ely test（股直肌攣縮測試）

引用文獻

1) Peeler J, et al.: Reliability of the Ely's test for assessing rectus femoris muscle flexibility and joint range of motion. J Orthop Res, 26 (6) : 793-799, 2008.

2) 林　典雄 ほか：運動器疾患の機能解剖学に基づく評価と解釈 下肢編. 運動と医学の出版社, p25-28, 2018.

3) Marks MC, et al.: Clinical utility of the Duncan-Ely test for rectus femoris dysfunction during the swing phase of gait. Dev Med Child Neurol, 45 (11) : 763-768, 2003.

④ Patrick test（轉動檢查）

引用文獻

1) Broadhurst NA, et al.: Pain provocation tests for the assessment of sacroiliac joint dysfunction. J Spinal Disord, 11 (4) : 341-345, 1998.

2) Dreyfuss P, et al.: The value of medical history and physical examination in diagnosing sacroiliac joint pain. Spine, 21 (22) : 2594-2602, 1996.

3) van der Wurff P, et al.: A multi test regimen of pain provocation tests as an aid to reduce unnecessary minimally invasive sacroiliac joint procedures. Arch Phys Med Rehabil, 87 (1) : 10-14, 2006.

4) Hansen HC, et al.: Sacroiliac joint interventions: A systematic review. Pain Physician, 10（1）: 165-184, 2007.

5) Szadek KM, et al.: Diagnostic validity of criteria for sacroiliac joint pain: A systematic review. J Pain, 10（4）: 354-368, 2008.

6) Tijssen M, et al.: Diagnostics of femoroacetabular impingement and labral pathology of the hip: A systematic review of the accuracy and validity of physical tests. Arthroscopy, 28（6）: 860-871, 2012.

7) Kim YH, et al.: Quantitative investigation of ligament strains during physical tests for sacroiliac joint pain using finite element analysis. Man Ther, 19（3）: 235-241, 2014.

⑤ flexion adduction internal rotation test（FAIR 測試）

引用文獻

1) Delp SL, et al.: Variation of rotation moment arms with hip flexion. J Biomech, 32（5）: 493-501, 1999.

2) Fishman LM, et al.: Piriformis syndrome: Diagnosis, treatment and outcome-a 10 year study. Arch Phys Med Rehabil, 83（3）: 295-301, 2002.

3) Kirschner JS, et al.: Piriformis syndrome, diagnosis and treatment. Muscle Nerve, 40（1）: 10-18, 2009.

4) Beaton LE, et al.: The relation of the sciatic nerve and of its subdivisions to the piriformis muscle. Anat Rec, 70（1）: 1-5, 1937.

5) Tomaszewski KA, et al.: Surgical anatomy of the sciatic nerve: A meta-analysis. J Orthop Res, 34（10）: 1820-1827, 2016.

第5章 骨盆

② distraction test（拉離測試）

引用文獻

1) Laslett M, et al.: Diagnosing painful sacroiliac joints: A validity study of a McKenzie evaluation and sacroiliac provocation tests. Aust Journal Physiother, 49（2）: 89-97, 2003.

2) Laslett M, et al.: Diagnosis of sacroiliac joint pain: Validity of individual provocation tests and composites of tests. Man Ther, 10（3）: 207-218, 2005.

3) Hansen HC, et al.: Sacroiliac joint pain and dysfunction. Pain Physician, 6:179-189, 2003.

4) 村上栄一 ほか: 仙腸関節障害に伴う下肢症状. 臨整外, 45（8）: 711-714, 2010.

③ posterior shear test（大腿推壓測試）

引用文獻

1) Östgaard HC, et al.: The posterior pelvic pain provocation test in pregnant women. Eur Spine J, 3: 258-260, 1994.

2) Laslett M, et al.: Diagnosis of sacroiliac joint pain: Validity of individual provocation tests and composites of tests. Man Ther, 10（3）: 207-218, 2005.

3) Brooke R: The sacro-iliac joint. J Anat, 58（Pt 4）: 299-305, 1924.

4) Vleeming A, et al: Europran guidelines for the diagnosis and treatment of pelvic girdle pain. Eur Spine J, 17（6）: 794-819, 2008.

5) JR Ritchie: Orthopedic considerations during pregnancy, Clin Obstet Gynecol, 46（2）: 456-466, 2003.

6) Albert HB, et al.: Risk factors in developing pregnancy-related pelvic girdle pain. Acta Obstet Gynecol Scand, 85（5）: 539-544, 2006.

④ compression test（壓迫測試）

引用文獻

1) Albert H, et al.: Evaluation of clinical tests used in classification procedures in pregnancy-related pelvic joint pain. Eur Spine J, 9（2）: 161-166, 2000.

2) Laslett M, et al.: Diagnosis of sacroiliac joint pain: Validity of individual provocation tests and composites of tests. Man Ther, 10（3）: 207-218, 2005.

3) 中村耕三 編: 整形外科臨床パサージュ1 腰痛クリニカルプラクティス, p.239-247, 中山書店, 2010.

4) 斎藤 昭 ほか: 変形性股関節症が仙腸関節に与える影響. 臨整外, 37（3）: 231-236, 2002.

5) Berbard TN Jr, et al.: The sacroiliac joint syndrome: Pathophysiology, diagnosis, and management. The Adult Spine: Principles and practice, p.2107-2130, Raven Press, 1991.

⑤ pelvictorsion test／Gaenslen's test（Gaenslen 測試）

引用文獻

1) Laslett M, et al.: Diagnosis of sacroiliac joint pain: Validity of individual provocation tests and composites of tests. Man Ther, 10（3）: 207-218, 2005.

2) Hansen HC, et al.: Sacroiliac joint interventions: A systematic review. Pain Physician, 10（1）: 165-184, 2007.

3) 村上栄一: 診断のつかない腰痛 仙腸関節の痛み. p.38, 南江堂, 2012.

⑥ sacral thrust test（薦椎推壓測試）

引用文獻

1) Laslett M, et al.: Diagnosis of sacroiliac joint pain: Validity of individual provocation tests and composites of tests. Man Ther, 10（3）: 207-218, 2005.

2) Leboeuf C: The sensitivity and specificity of seven lumbo-pelvic orthopedic tests and the arm-fossa test. J Manipulative Physiol Ther, 13（3）: 138-143, 1990.

3) 村上 栄一: 仙腸関節由来の腰痛. 日本腰痛会誌, 13（1）: 40-47, 2007.

⑦ active straight leg raising（ASLR) test（主動直膝抬腿測試）

參考文獻

1. Jain S, et al.: Review symphysis pubis dysfunction: A practical approach to management. The Obstetrician & Gynaecologist, 8, 153-158, 2006.

引用文獻

1) Mens JMA, et al.: Validity of the active straight leg raise test for measuring disease severity in patients with posterior pelvic pain after pregnancy. Spine, 27（2）: 196-200, 2002.

2) Damen L, et al.: Pelvic pain during pregnancy is associated with asymmetric laxity of the sacroiliac joints. Acta Obstet Gynecol Scand, 80（11）: 1019-1024, 2001.

3) Mens JM, et al.: Reliability and validity of the active straight leg raise test in posterior pelvic pain since pregnancy. Spine（Phila Pa 1976）, 26（10）: 1167-1171, 2001.

4) Hierholzer C, et al.: Traumatic disruption of pubis symphysis with accompanying posterior pelvic injury after natural childbirt. AmJ Orthop（BelleMeadNJ）, 36, E167-170, 2007.

第6章 肩關節

② Speed's test（史畢測試）

引用文獻

1) Morgan CD, et al.: Type II SLAP lesions: Three subtypes and their relationships to superior instability and rotator cuff tears. Arthroscopy, 14（6）: 553-565, 1998.

2) Rosas S, et al.: A practical, evidence-based, comprehensive (PEC) physical examination for diagnosing pathology of the long head of the biceps. J Shoulder Elbow Surg, 26（8）: 1484-1492, 2017.

3) Gill HS, et al.: Physical examination for partial tears of the biceps tendon. Am J Sports Med, 35（8）: 1334-1340, 2007.

4) Ardic F, et al.: Shoulder impingement syndrome: Relationships between clinical, functional, and radiologic findings. Am J Phys Med Rehabil, 85（1）: 53-60, 2006.

5) Park HB, et al.: Diagnostic accuracy of clinical tests for the different degrees of subacromial impingement syndrome. J Bone Joint Surg Am, 87（7）:1446-1455, 2005.

6) Calis M, et al.: Diagnostic values of clinical diagnostic tests in subacromial impingement syndrome. Ann Rheum Dis, 59(1):44-47, 2000.

7) Ben Kibler W, et al.: Clinical utility of traditional and new tests in the diagnosis of biceps tendon injuries and superior labrum anterior and posterior lesions in the shoulder. Am J Sports Med, 37（9）: 1840-1847, 2009.

8) Boileau P, et al.: Entrapment of the long head of the biceps tendon: The hourglass biceps--a cause of pain and locking of the shoulder. J Shoulder Elbow Surg, 13（3）: 249-257, 2004.

9) Habermeyer P, et al.: Anterosuperior impingement of the shoulder as a result of pulley lesions: A prospective arthroscopic study. J Shoulder Elbow Surg, 13（1）: 5-12, 2004.

10) Werner A, et al.: The stabilizing sling for the long head of the biceps tendon in the rotator cuff interval. A histoanatomic study. Am J Sports Med, 28（1）:28-31, 2000.

③ Yergason's test（雅格森氏測試）

引用文獻

1) Rosas S, et al.: A practical, evidence-based, comprehensive (PEC) physical examination for diagnosing pathology of the long head of the biceps. J Shoulder Elbow Surg, 26（8）: 1484-1492, 2017.

2) Parentis MA, et al.: An evaluation of the provocative tests for superior labral anterior posterior lesions. Am J Sports Med, 34（2）: 265-268, 2006.

3) Calis M, et al.: Diagnostic values of clinical diagnostic tests in subacromial impingement syndrome. Ann Rheum Dis, 59（1）: 44-47, 2000.

4) Cho CH, et al.: Insertional anatomy and clinical relevance of the distal biceps tendon. Knee Surg Sports Traumatol Arthrosc, 19（11）: 1930-1935, 2011.

5) Eames MH, et al.: Distal biceps tendon anatomy: A cadaveric study. J Bone Joint Surg Am, 89（5）: 1044-1049, 2007.

④ drop arm test（垂臂測試）

引用文獻

1) Bak K, et al.: The value of clinical tests in acute full-thickness tears of the supraspinatus tendon: Does a subacromial lidocaine injection help in the clinical diagnosis? A prospective study. Arthroscopy, 26（6）: 734-742, 2010.

2) Jia X, et al.: Examination of the shoulder: The past, the present, and the future. J Bone Joint Surg Am, 91 Suppl 6: 10-18, 2009.

3) Murrell GA, et al.: Diagnosis of rotator cuff tears. Lancet, 357（9258）: 769-770, 2001.

4) Calis M, et al.: Diagnostic values of clinical diagnostic tests in subacromial impingement syndrome. Ann Rheum Dis, 59（1）: 44-47, 2000.

5) Park HB, et al.: Diagnostic accuracy of clinical tests for the different degrees of subacromial impingement syndrome. J Bone Joint Surg Am, 87（7）: 1446-1455, 2005.

6) Itoi E: Rotator cuff tear: Physical examination and conservative treatment. Journal of orthopaedic science, 18（2）: 197-204, 2013.

7) Minagawa H, et al.: Prevalence of symptomatic and asymptomatic rotator cuff tears in the general population: From mass-screening in one village. J Orthop, 10（1）: 8-12, 2013.

8) Dunn WR, et al.: Symptoms of pain do not correlate with rotator cuff tear severity: A cross-sectional study of 393 patients with a symptomatic atraumatic full-thickness rotator cuff tear. J Bone Joint Surg Am, 96（10）: 793-800, 2014.

9) Gotoh M, et al.: Increased substance P in subacromial bursa and shoulder pain in rotator cuff diseases. Journal of orthopaedic research, 16（5）: 618-621, 1998.

10) Fukuda H: The management of partial-thickness tears of the rotator cuff. J Bone Joint Surg Br, 85（1）: 3-11, 2003.

11) Ellman H: Diagnosis and treatment of incomplete rotator cuff tears. Clin Orthop Relat Res, (254) :64-74, 1990.

12) Cofield RH: Subscapular muscle transposition for repair of chronic rotator cuff tears. Surgery, gynecology & obstetrics, 154（5）: 667-672, 1982.

⑤ lift off test（離背測試）

引用文獻

1) Gerber C, et al.: Isolated rupture of the tendon of the subscapularis muscle. Clinical features in 16 cases. J Bone Joint Surg Br, 73（3）: 389-394, 1991.

2) Jia X, et al.: Examination of the shoulder: The past, the present, and the future. J Bone Joint Surg Am, 91 Suppl 6: 10-18, 2009.

3) Gill HS, et al.: Physical examination for partial tears of the biceps tendon. Am J Sports Med, 35（8）:1334-1340, 2007.

4) Kappe T, et al.: Diagnostic performance of clinical tests for subscapularis tendon tears. Knee Surg Sports Traumatol Arthrosc, 26（1）: 176-181, 2018.

5) Yoon JP, et al.: Diagnostic value of four clinical tests for the evaluation of subscapularis integrity. J Shoulder Elbow Surg, 22（9）: 1186-1192, 2013.

6) Bartsch M, et al.: Diagnostic values of clinical tests for subscapularis lesions. Knee Surg Sports Traumatol Arthrosc, 18（12）:1712-1717, 2010.

7) Barth JR, et al.: The bear-hug test: A new and sensitive test for diagnosing a subscapularis tear. Arthroscopy, 22（10）: 1076-1084, 2006.

8) Hertel R, et al.: Lag signs in the diagnosis of rotator cuff rupture. J Shoulder Elbow Surg, 5（4）:307-313, 1996.

9) Barth J, et al.: Diagnosis of subscapularis tendon tears: Are available diagnostic tests pertinent for a positive diagnosis? Orthop Traumatol Surg Res, 98（8 Suppl）: S178-185, 2012.

10) Somerville LE, et al.: Clinical assessment of physical examination maneuvers for rotator cuff lesions. Am J Sports Med, 42（8）: 1911-1919, 2014.

11) Rhee YG, et al.: Volumetric evaluation of the rotator cuff musculature in massive rotator cuff tears with pseudoparalysis. J Shoulder Elbow Surg, 26（9）: 1520-1526, 2017.

12) Wieser K, et al.: Fluoroscopic, magnetic resonance imaging, and electrophysiologic assessment of shoulders with massive tears of the rotator cuff. J Shoulder Elbow Surg, 24（2）: 288-294, 2015.

13) Collin P, et al.: Relationship between massive chronic rotator cuff tear pattern and loss of active shoulder range of motion. J Shoulder Elbow Surg, 23（8）:1195-1202, 2014.

14) Pennock AT, et al.: The influence of arm and shoulder position on the bear-hug, belly-press, and lift-off tests: An electromyographic study. Am J Sports Med, 39(11):2338-2346, 2011.

15) Chao S, et al.: An electromyographic assessment of the "bear hug": An examination for the evaluation of the subscapularis muscle. Arthroscopy, 24（11）: 1265-1270, 2008.

16) Tokish JM, et al.: The belly-press test for the physical examination of the subscapularis muscle: Electromyographic validation and comparison to the lift-off test. J Shoulder Elbow Surg, 12（5）: 427-430, 2003.

⑥ empty can test/Jobe's test（倒罐測試）

引用文獻

1) Somerville LE, et al.: Clinical assessment of physical examination maneuvers for rotator cuff lesions. Am J Sports Med, 42（8）: 1911-1919, 2014.
2) Bak K, et al.: The value of clinical tests in acute full-thickness tears of the supraspinatus tendon: Does a subacromial lidocaine injection help in the clinical diagnosis? A prospective study. Arthroscopy, 26（6）: 734-742, 2010.
3) Kim E, et al.: Interpreting positive signs of the supraspinatus test in screening for torn rotator cuff. Acta Med Okayama, 60（4）: 223-228, 2006.
4) Itoi E, et al.: Are pain location and physical examinations useful in locating a tear site of the rotator cuff? Am J Sports Med, 34（2）: 256-264, 2006.
5) Park HB, et al.: Diagnostic accuracy of clinical tests for the different degrees of subacromial impingement syndrome. J Bone Joint Surg Am, 87（7）: 1446-1455, 2005.
6) Itoi E, et al.: Which is more useful, the "full can test" or the "empty can test," in detecting the torn supraspinatus tendon? Am J Sports Med, 27（1）: 65-68, 1999.
7) Boettcher CE, et al.: The 'empty can' and 'full can' tests do not selectively activate supraspinatus. J Sci Med Sport, 12（4）: 435-439, 2009.
8) Kelly BT, et al.: The manual muscle examination for rotator cuff strength. An electromyographic investigation. Am J Sports Med, 24（5）: 581-588, 1996.
9) Reinold MM, et al.: Current concepts in the scientific and clinical rationale behind exercises for glenohumeral and scapulothoracic musculature. J Orthop Sports Phys Ther, 39（2）: 105-117, 2009.
10) Reinold MM, et al.: Electromyographic analysis of the supraspinatus and deltoid muscles during 3 common rehabilitation exercises. Journal of athletic training, 42（4）: 464-469, 2007.

⑦ apprehension test（恐慌測試）

引用文獻

1) Farber AJ, et al.: Clinical assessment of three common tests for traumatic anterior shoulder instability. J Bone Joint Surg Am, 88（7）:1467-1474, 2006.
2) Hegedus EJ, et al.: Which physical examination tests provide clinicians with the most value when examining the shoulder? Update of a systematic review with meta-analysis of individual tests. Br J Sports Med, 46（14）: 964-978, 2012.
3) Jia X, et al.: Examination of the shoulder. The past, the present, and the future. J Bone Joint Surg Am, 91 Suppl 6: 10-18, 2009.
4) Oh JH, et al.: The evaluation of various physical examinations for the diagnosis of type II superior labrum anterior and posterior lesion. Am J Sports Med, 36（2）: 353-359, 2008.
5) Lo IK, et al.: An evaluation of the apprehension, relocation, and surprise tests for anterior shoulder instability. Am J Sports Med, 32（2）: 301-307, 2004.
6) Guanche CA, et al.: Clinical testing for tears of the glenoid labrum. Arthroscopy, 19（5）: 517-523, 2003.
7) Woertler K, et al.: MR imaging in sports-related glenohumeral instability. Eur Radiol, 16（12）: 2622-2636, 2006.
8) Neviaser TJ: The anterior labroligamentous periosteal sleeve avulsion lesion: A cause of anterior instability of the shoulder. Arthroscopy, 9（1）:17-21, 1993.
9) Wolf EM, et al.: Humeral avulsion of glenohumeral ligaments as a cause of anterior shoulder instability. Arthroscopy, 11（5）: 600-607, 1995.
10) Crichton J, et al.: Mechanisms of traumatic shoulder injury in elite rugby players. Br J Sports Med, 46（7）: 538-542, 2012

⑧ Jerk test／Kim test（急拉測試）

引用文獻

1) Kim SH, et al.: The Kim test: A novel test for posteroinferior labral lesion of the shoulder ─ A comparison to the jerk test. Am J Sports Med, 33（8）: 1188-1192, 2005.
2) Kim SH, et al.: Painful jerk test: A predictor of success in nonoperative treatment of posteroinferior instability of the shoulder. Am J Sports Med, 32（8）: 1849-1855, 2004.
3) Dhir J, et al.: Evidence-based review of clinical diagnostic tests and predictive clinical tests that evaluate response to conservative rehabilitation for posterior glenohumeral instability: A systematic review. Sports Health, 10（2）: 141-145, 2018.
4) Nakagawa S, et al.: Forced shoulder abduction and elbow flexion test: A new simple clinical test to detect superior labral injury in the throwing shoulder. Arthroscopy, 21（11）: 1290-1295, 2005.
5) Tannenbaum E, et al.: Evaluation and management of posterior shoulder instability. Sports Health, 3（3）: 253-263, 2011.
6) Javed S, et al.: The incidence of traumatic posterior and combined labral tears in patients undergoing arthroscopic shoulder stabilization. Am J Sports Med, 47（11）: 2686-2690, 2019.
7) Kim SH, et al.: Kim's lesion: An incomplete and concealed avulsion of the posteroinferior labrum in posterior or multidirectional posteroinferior instability of the shoulder. Arthroscopy, 20（7）:712-720, 2004.
8) Longo UG, et al.: Video analysis of the mechanisms of shoulder dislocation in four elite rugby players. J Orthop Sci, 16（4）: 389-397, 2011.
9) Von Raebrox A, et al.: The association of subacromial dimples with recurrent posterior dislocation of the shoulder. J Shoulder Elbow Surg, 15（5）: 591-593, 2006.

⑨ Sulcus sign（溝槽現象）

引用文獻

1) Neer CS, 2nd, et al.: Inferior capsular shift for involuntary inferior and multidirectional instability of the shoulder. A preliminary report. J Bone Joint Surg Am, 62（6）:897-908, 1980.
2) Tzannes A, et al.: Clinical examination of the unstable shoulder. Sports Med, 32（7）:447-457, 2002.
3) Nakagawa S, et al.: Forced shoulder abduction and elbow flexion test: A new simple clinical test to detect superior labral injury in the throwing shoulder. Arthroscopy, 21（11）:1290-1295, 2005.
4) Pagnani MJ, et al.: Stabilizers of the glenohumeral joint. J Shoulder Elbow Surg, 3（3）:173-100, 1994.
5) Itoi E, et al.: Intraarticular pressure of the shoulder. Arthroscopy, 9（4）: 406-413, 1993.

⑩ Hawkins test（Hawkins測試）

引用文獻

1) Somerville LE, et al.: Clinical assessment of physical examination maneuvers for rotator cuff lesions. Am J Sports Med, 42（8）: 1911-1919, 2014.
2) Kelly SM, et al.: The value of physical tests for subacromial impingement syndrome: A study of diagnostic accuracy. Clin Rehabil, 24（2）: 149-158, 2010.
3) Bak K, et al.: The value of clinical tests in acute full-thickness tears of the supraspinatus tendon: Does a subacromial lidocaine injection help in the clinical diagnosis? A prospective study. Arthroscopy, 26（6）: 734-742, 2010.
4) Michener LA, et al.: Reliability and diagnostic accuracy of 5 physical examination tests and combination of tests for subacromial impingement. Arch Phys Med Rehabil, 90（11）: 1898-1903, 2009.

5) Park HB, et al.: Diagnostic accuracy of clinical tests for the different degrees of subcromial impingement syndrome. J Bone Joint Surg Am, 87（7）:1446-1455, 2005.

6) MacDonald PB, et al.: An analysis of the diagnostic accuracy of the Hawkins and Neer subacromial impingement signs. J Shoulder Elbow Surg, 9（4）: 299-301, 2000.

7) Calis M, et al.: Diagnostic values of clinical diagnostic tests in subacromial impingement syndrome. Ann Rheum Dis, 59（1）: 44-47, 2000.

8) Jia X, et al.: Examination of the shoulder: The past, the present, and the future. J Bone Joint Surg Am, 91 Suppl 6: 10-18, 2009.

9) Gill HS, et al.: Physical examination for partial tears of the biceps tendon. Am J Sports Med, 35（8）:1334-1340, 2007.

10) Parentis MA, et al.: An evaluation of the provocative tests for superior labral anterior posterior lesions. Am J Sports Med, 34（2）:265-268, 2006.

11) Nakagawa S, et al.: Forced shoulder abduction and elbow flexion test: A new simple clinical test to detect superior labral injury in the throwing shoulder. Arthroscopy, 21（11）: 1290-1295, 2005.

12) Pappas GP, et al.: In vivo anatomy of the Neer and Hawkins sign positions for shoulder impingement. J Shoulder Elbow Surg, 15（1）:40-49, 2006.

13) Valadie AL, et al.: Anatomy of provocative tests for impingement syndrome of the shoulder. J Shoulder Elbow Surg, 9（1）: 36-46, 2000.

⑪ Neer test（肩峰撞擊誘發測試）

引用文獻

1) Somerville LE, et al.: Clinical assessment of physical examination maneuvers for rotator cuff lesions. Am J Sports Med, 42（8）: 1911-1919, 2014.

2) Kelly SM, et al.: The value of physical tests for subacromial impingement syndrome: A study of diagnostic accuracy. Clin Rehabil, 24（2）: 149-158, 2010.

3) Bak K, et al.: The value of clinical tests in acute full-thickness tears of the supraspinatus tendon: Does a subacromial lidocaine injection help in the clinical diagnosis? A prospective study. Arthroscopy, 26（6）: 734-742, 2010.

4) Michener LA, et al.: Reliability and diagnostic accuracy of 5 physical examination tests and combination of tests for subacromial impingement. Arch Phys Med Rehabil, 90（11）: 1898-1903, 2009.

5) Gill HS, et al.: Physical examination for partial tears of the biceps tendon. Am J Sports Med, 35（8）: 1334-1340, 2007.

6) Parentis MA, et al.: An evaluation of the provocative tests for superior labral anterior posterior lesions. Am J Sports Med, 34（2）: 265-268, 2006.

7) Park HB, et al.: Diagnostic accuracy of clinical tests for the different degrees of subacromial impingement syndrome. J Bone Joint Surg Am, 87（7）: 1446-1455, 2005.

8) Nakagawa S, et al.: Forced shoulder abduction and elbow flexion test: A new simple clinical test to detect superior labral injury in the throwing shoulder. Arthroscopy, 21（11）: 1290-1295, 2005.

9) MacDonald PB, et al.: An analysis of the diagnostic accuracy of the Hawkins and Neer subacromial impingement signs. J Shoulder Elbow Surg, 9（4）: 299-301, 2000.

10) Calis M, et al.: Diagnostic values of clinical diagnostic tests in subacromial impingement syndrome. Ann Rheum Dis, 59（1）: 44-47, 2000.

11) Pappas GP, et al.: In vivo anatomy of the Neer and Hawkins sign positions for shoulder impingement. J Shoulder Elbow Surg, 15（1）: 40-49, 2006.

12) Valadie AL, et al.: Anatomy of provocative tests for impingement syndrome of the shoulder. J Shoulder Elbow Surg, 9（1）:36-46, 2000.

⑫ Hornblower's sign（吹號角測試）

引用文獻

1) Collin P, et al.: What is the best clinical test for assessment of the teres minor in massive rotator cuff tears? Clin Orthop Relat Res, 473（9）: 2959-2966, 2015.

2) Walch G, et al.: The 'dropping' and 'hornblower's' signs in evaluation of rotator-cuff tears. J Bone Joint Surg Br, 80（4）: 624-628, 1998.

3) Kurokawa D, et al.: Muscle activity pattern of the shoulder external rotators differs in adduction and abduction: An analysis using positron emission tomography. J Shoulder Elbow Surg, 23（5）: 658-664, 2014.

第7章　肘關節

② 網球肘測試（阻力性手腕伸直動作測試／Cozen's test／Thomsen test）

引用文獻

1) Zwerus EL, et al.: Physical examination of the elbow, what is the evidence? A systematic literature review. Br J Sports Med, 52（19）: 1253-1260, 2017.

2) Dorf ER, et al.: Effect of elbow position on grip strength in the evaluation of lateral epicondylitis. J Hand Surg Am, 32（6）:882-886, 2007.

3) Waldman SD: Atlas of pain management injection techniques, ed 2, Saunders, 2007.

4) Coombes BK, et al.: Management of lateral elbow tendinopathy: One size does not fit all. J Orthop Sports Phys Ther, 45（11）: 938-949, 2015.

5) Bisset LM, et al.: Bilateral sensorimotor abnormalities in unilateral lateral epicondylalgia. Arch Phys Med Rehabil, 87（4）: 490-495, 2006.

6) Coombes BK, et al.: Bilateral cervical dysfunction in patients with unilateral lateral epicondylalgia without concomitant cervical or upper limb symptoms: A cross-sectional case-control study. Journal of manipulative and physiological therapeutics, 37（2）: 79-86, 2014.

7) Shiri R, et al.: Lateral and medial epicondylitis: Role of occupational factors. Best practice & research Clinical rheumatology, 25（1）: 43-57, 2011.

8) Shiri R, et al.: Prevalence and determinants of lateral and medial epicondylitis: A population study. American journal of epidemiology, 164（11）: 1065-1074, 2006.

9) Coombes BK, et al.: A new integrative model of lateral epicondylalgia. Br J Sports Med, 43（4）: 252-258, 2009.

10) Sasaki K, et al.: Innervation pattern at the undersurface of the extensor carpi radialis brevis tendon in recalcitrant tennis elbow. Journal of orthopaedic science, 18（4）: 528-535, 2013.

11) Scott A, et al.: Tendinopathy: Update on pathophysiology. J Orthop Sports Phys Ther, 45（11）: 833-841, 2015.

12) Lucado AM, et al.: Upper extremity strength characteristics in female recreational tennis players with and without lateral epicondylalgia. J Orthop Sports Phys Ther, 42（12）: 1025-1031, 2012.

13) Riek S, et al.: A simulation of muscle force and internal kinematics of extensor carpi radialis brevis during backhand tennis stroke: Implications for injury. Clinical biomechanics, 14（7）: 477-483, 1999.

14) Bunata RE, et al.: Anatomic factors related to the cause of tennis elbow. J Bone Joint Surg Am, 89（9）:1955-1963, 2007.

15) Kotnis NA, et al.: Lateral epicondylitis and beyond: Imaging of lateral elbow pain with clinical-radiologic correlation. Skeletal radiology, 41（4）: 369-386, 2012.

16) du Toit C, et al.: Diagnostic accuracy of power doppler ultrasound in patients with chronic tennis elbow. Br J Sports Med, 42（11）: 872-876, 2008.

17）Chourasia AO, et al.: Relationships between biomechanics, tendon pathology, and function in individuals with lateral epicondylosis. J Orthop Sports Phys Ther, 43（6）: 368-378, 2013.

18）Kalainov DM, et al.: Posterolateral rotatory instability of the elbow in association with lateral epicondylitis. A report of three cases. J Bone Joint Surg Am, 87（5）: 1120-1125, 2005.

③ 高爾夫球肘測試（阻力性掌屈測試／阻力性旋前測試）

引用文獻

1）Waldman SD: Atlas of pain management injection techniques, ed 2, Saunders, 2007.

2）O'Driscoll SW, et al.: The "moving valgus stress test" for medial collateral ligament tears of the elbow. Am J Sports Med, 33（2）: 231-239, 2005.

3）Shiri R, et al.: Prevalence and determinants of lateral and medial epicondylitis: A population study. American journal of epidemiology, 164（11）: 1065-1074, 2006.

4）Amin NH, et al.: Medial epicondylitis: Evaluation and management. J Am Acad Orthop Surg, 23（6）: 348-355, 2015.

5）van Rijn RM, et al.: Associations between work-related factors and specific disorders at the elbow: A systematic literature review. Rheumatology, 48（5）: 528-536, 2009.

6）Lee AT, et al.: The prevalence of medial epicondylitis among patients with c6 and c7 radiculopathy. Sports Health, 2（4）:334-336, 2010.

7）Mishra A, et al.: Treatment of medial epicondylar tendinopathy in athletes. Sports medicine and arthroscopy review, 22（3）: 164-168, 2014.

8）Park GY, et al.: Diagnostic value of ultrasonography for clinical medial epicondylitis. Arch Phys Med Rehabil, 89（4）: 738-742, 2008.

9）Kijowski R, et al.: Magnetic resonance imaging findings in patients with medial epicondylitis. Skeletal radiology, 34（4）: 196-202, 2005.

④ 針對尺神經進行Tinel's sign（敲擊測試）

引用文獻

1）Rayan GM, et al.: Elbow flexion test in the normal population. The Journal of hand surgery, 17（1）: 86-89, 1992.

2）Cheng CJ, et al.: Scratch collapse test for evaluation of carpal and cubital tunnel syndrome. The Journal of hand surgery, 33（9）: 1518-1524, 2008.

3）Novak CB, et al.: Provocative testing for cubital tunnel syndrome. The Journal of hand surgery, 19（5）: 817-820, 1994.

4）Buehler MJ, et al.: The elbow flexion test. A clinical test for the cubital tunnel syndrome. Clin Orthop Relat Res,（233）: 213-216, 1988.

5）Montgomery K, et al.: Evaluation of the scratch collapse test for carpal and cubital tunnel syndrome-A prospective, blinded study. J Hand Surg Am, 45（6）: 512-517, 2020.

6）Andrews K, et al.: Cubital tunnel syndrome: Anatomy, clinical presentation, and management. J Orthop, 15（3）: 832-836, 2018.

7）Staples JR, et al.: Cubital tunnel syndrome: Current concepts. J Am Acad Orthop Surg, 25（10）: e215-224, 2017.

8）Wright TW, et al.: Ulnar nerve excursion and strain at the elbow and wrist associated with upper extremity motion. J Hand Surg Am, 26（4）: 655-662, 2001.

9）Ogata K, et al.: Blood flow of peripheral nerve effects of dissection, stretching and compression. J Hand Surg, 11（1）: 10-14, 1986.

10）Gelberman RH, et al.: Changes in interstitial pressure and cross-sectional area of the cubital tunnel and of the ulnar nerve with flexion of the elbow. An experimental study in human cadavera. J Bone Joint Surg Am, 80（4）: 492-501, 1998.

第8章 前臂／腕關節

② Finkelstein test（握拳尺偏測試）

引用文獻

1）Kutsumi K, et al.: Finkelstein's test: A biomechanical analysis. The Journal of hand Surgery, 30（1）: 130-135, 2005.

2）Wu F, : Finkelstein's test is superior to Eichhoff's test in the investigation of de Quervain's disease. J Hand Microsurg, 10（2）: 116-118, 2018.

3）Cheimonidou AZ, et al.: Validity and reliability of the Finkelstein test. Trends Med, 19, 2019.

4）Elliott BG: Finkelstein's test: A descriptive error that can produce a false positive. J Hand Surg, 17-B:481-482, 1992.

5）Rousset P, et al.: Anatomic variations in the first extensor compartment of the wrist: Accuracy of US. Radiology, 257（2）: 427-433, 2010.

6）松村讓兒 ほか監：病気がみえる vol.11 運動器・整形外科. p.140-142, MEDICMEDIA, 2017.

7）Rhee PC, et al.: Examaination of the wrist. Ulnar-sided wrist pain due to ligamentous injury. J hand Surg Am, 39（9）: 1859-1862, 2014.

8）Faithful DK, et al.: De Quervain disease. A clinical review. Hand, 25（3）: 23-30, 1971.

9）中島佑子 ほか：狭窄性腱鞘炎－ドケルバン病・弾発指－. MB Orthop, 29（11）: 37-44, 2016.

10）佐藤珠美 ほか：産後女性の手や手首の痛みと関連要因. 日本助産学会誌, 31（1）: 63-70, 2017.

③ grind test, axial compression-rotation test（輾磨測試）

引用文獻

1）Choa RM, et al.: A prospective case-control study to compare the sensitivity and specificity of the grind and traction-shift （subluxation-relocation）clinical tests in osteoarthritis of the thumb carpometacarpal joint. J Hand Surg Eur, 39（3）:282-285, 2014.

2）Sela Y, et al.: The diagnostic clinical value of thumb metacarpal grind, pressure-shear, flexion, and extension tests for carpometacarpal osteoarthritis. J Hand Ther, 32（1）: 35-40, 2019.

3）Merritt MM, et al.: Diagnostic value of clinical grind test for carpometacarpal osteoarthritis of the thumb. J Hand Ther, 23（3）: 261-267, 2010.

4）片岡利行 ほか：母指CM関節症に対する母指内転伸展テストの有用性. 臨整外, 51（12）: 1125-1128, 2016.

5）蔡 栄浩 ほか：母指CM関節に対する母指内転伸展テストの有用性：注射施行例の検討. 日手会誌, 30（6）: 992-994, 2014.

6）Doerschuk SH: Histopathology of the palmar beak ligament in trapeziometacarpal osteoarthritis. J Hand Surg Am, 24（3）: 496-504, 1999.

7）高井宏明 ほか：3D-CTを用いた母指CM関節の3次元運動解析. 日手会誌, 31: 504-507, 2015.

8）Van Brenk B, et al.: A biomechanical assessment of ligaments preventing dorsoradial subluxation of the trapeziometacarpal joint. J Hand Surg, 23-A: 607-611, 1998.

9）Toba N, et al.: Prevalence and involvement patterns of radiographic hand osteoarthritis in Japanese women: The Hizen-Oshima study. J Bone Miner Metab, 24: 344-348, 2006.

10）Ateshian GA, et al.: Curvature characteristics and congruence of the thumb carpometacarpal joint. Differences between female and male joints. J Biomech, 25（6）: 591-607, 1992.

11）Swigart CR, et al.: Splinting in the treatment of arthritis of the first carpometacarpal joint. J Hand Surg Am, 24（1）: 86-91, 1999.

12) 目貫邦隆 ほか：母指 CM 関節症の病態と診断のポイント，MB Orthopaedics，31（1）：11-18，2018.

13) 普天間朝上：母指 CM 関節症．MB Orthopaedics，29（11）：23-29，2010.

④ ulnocarpal stress test（尺側腕骨壓力測試）

引用文獻

1) Nakamura R, et al.: The ulnocarpal stress test in the diagnosis of ulnar-sided wrist pain. J Hand Surg Br, 22（6）：719-723, 1997.

2) 新潟手の外科研究所：第28回 新潟手の外科セミナーテキスト．511-530, 2009.

3) LaStayo P, et al.: Clinical provocative tests used in evaluating wrist pain: A descriptive study. J Hand Ther, 8（1）：10-17, 1995.

4) Tay SC, et al.: The ulnar fovea sign for defining ulnar wrist pain. An analysis of sensitivity and specificity. J Hand Surg Am, 32（4）：438-444, 2007.

5) 中村俊康：TFCC 損傷の病態・診断・治療．MB Orthopaedics, 30（4）67-72, 2017.

6) 面川庄平 ほか：TFCC 損傷の徒手検査による診断．MB Orthopaedics, 31（7）：1-6, 2018.

7) Lida A, et al.: Effect of wrist position on distal radioulnar joint stability: A biomechanical study. Journal of Orthopaedic research, 1247-1251, 2014.

8) Ekenstam F: Anatomy of the distal radioulnar joint. Clin Orthopaedics, 275: 14-18, 1992.

9) Pfirrmann CW et al.: What happens to the triangular fibrocartilage complex during pronation and supination of the forearm? Analysis of its morphology and diagnosic assessment with MR arthrography. Skeletal Radiology, 30（12）：677-685, 2002.

⑤ carpal supination test（腕骨旋後測試）

引用文獻

1) Kataoka T, et al.: Pressure and tendon strain in the sixth extensor compartment of the wrist during simulated provocative maneuvers for diagnosing extensor carpi ulnaris tendinitis. Journal of Orthopaedic Science, 20（6）：993-998, 2015.

2) Garcia-Elias M：Tendinopathis of the extensor carpi ulnaris. Handchir Mikrochir Plast Chir, 47（5）：281-289, 2015.

3) Sato J, et al.: Diagnostic performance of the extensor carpi ulnaris（ECU）synergy test to detect sonographic ECU abnormalities in chronic dorsal ulnar-sided wrist pain. J Ultrasound Med, 35（1）：7-14, 2016.

4) Palmer AK, et al.: The extensor retinaculum of the wrist: An anatomical and biomechanical study. The Journal of hand Surgery, 10（1）, 1985.

5) Canpbell D, et al.: Sports-related extensor carpi ulnaris pathology: A review of functional anatomy, sports injury and management. Br J Sports Med, 47（17）：1105-1111, 2013.

6) 織田 崇 ほか：尺側手根伸筋腱炎．関節外科, 36（8）：26-30, 2017.

7) 森友寿夫：スポーツ復帰を早める尺側手根伸筋腱鞘炎の治療．MB Orthopaedics, 30（4）：73-80, 2017.

⑥ Phalen test（斐倫式測試）

引用文獻

1) Ma H, et al.: The diagnostic assessment of hand elevation test in carpal tunnel syndrome. J Korean Neurosurg Soc, 52（5）：472-475, 2012.

2) SM Rayegani, et al.: Sensitivity and specificity of two provocative tests（Phalen's test and Hoffmann-Tinel's sign）in the diagnosis of carpal tunnel syndrome. J Orthopaedic Medicine, 26（2）：51-53, 2004.

3) Massy-Westropp N, et al.: A systematic review of the clinical diagnostic tests for carpal tunnel syndrome. J Hand Surg Am, 25（1）：120-127, 2000.

4) Ahn DS: Hand elevation: A new test for carpal tunnel syndrome. Ann Plast Surg, 46（2）：120-124, 2001.

5) Hansen PA, et al.: Clinical utility of the flick maneuver in diagnosing carpal tunnel syndrome. Am J Phys Med Rehabil, 83（5）：363-367, 2004.

6) Durkan JA: A new diagnostic test for carpal tunnel syndrome. J Bone Joint Surg Am, 73（4）：535-538, 1991.

7) 松村讓兒 ほか監：病気がみえる vol.11 運動器・整形外科. p.140-142, MEDICMEDIA, 2017.

⑦ Froment's test（弗羅曼夾紙測試）

引用文獻

1) Goldman SB, et al.: Analysis of clinical motor testing for adult patients with diagnosed ulnar neuropathy at the elbow. Arch Phys Med rehabil, 90（11）：1846-1852, 2009.

2) Cheng CJ, et al.: Scratch collapse test for evaluation of carpal and cubital tunnel syndrome. J Hand Surg Am, 33（9）：1518-1524, 2008.

3) 今井富裕：尺骨神経管症候群．臨床神経生理学, 43（4）：183-188, 2015.

4) Chen SH, et al.: Ulnar tunnel syndrome. The Journal of Hand Surgery, 39（3）：571-579, 2014.

第9章　腰椎

② Kemp test（Kemp測試）

引用文獻

1) Lyle MA, et al.: Relationship of physical examination findings and self-reported symptom severity and physical function in patients with degenerative lumbar conditions. Phys Ther, 85（2）：120-133, 2005.

2) Laslett M, et al.: Clinical predictors of screening lumbar zygapophyseal joint blocks: Development of clinical prediction rules. Spine J, 6（4）：370-379, 2006.

3) Manchikanti L, et al.: The inability of the clinical picture to characterize pain from facet joints. Pain Physician, 3（2）：158-166, 2000.

4) Revel M, et al.: Capacity of the clinical picture to characterize low back pain relieved by facet joint anesthesia. Proposed criteria to identify patients with painful facet joints. Spine, 23（18）：1972-1976, 1998.

5) Schwarzer AC, et al.: Pain from the lumbar zygapophysial joints: A test of two models. J Spinal Disord, 7（4）：331-336, 1994.

6) Kapandji AI: カラー版 カパンディ 関節の生理学III 脊柱・体幹・頭部 原著第6版，医歯薬出版，2008.

7) 市橋則明 編：身体運動学 関節の制御機構と筋機能，メジカルビュー社，2017.

8) Ianuzzi A, et al.: Comparison of human lumbar facet joint capsule strains during simulated high-velocity, low-amplitude spinal manipulation versus physiological motions. Spine J, 5（3）：277-290, 2005.

③ spring test（彈性測試）

引用文獻

1) Abbott JH, et al.: Lumbar segmental instability: A criterion-related validity study of manual therapy assessment. BMC Musculoskelet Disord, 6: 56, 2005.

2) Fritz JM, et al.: Accuracy of the clinical examination to predict radiographic instability of the lumbar spine. Eur Spine J, 14（8）：743-750, 2005.

3) 市橋則明 編：身体運動学 関節の制御機構と筋機能，メジカルビュー社，2017.

4) Chazal J, et al.: Biomechanical properties of spinal ligaments and a histological study of the supraspinal ligament in traction. J Biomech, 18 (3) : 167-176, 1985.

5) Ianuzzi A, et al.: Comparison of human lumbar facet joint capsule strains during simulated high-velocity, low-amplitude spinal manipulation versus physiological motions. Spine J, 5(3): 277-290, 2005.

④ passive physiological intervertebral movement （PPIVM, 被動生理性椎間運動測試）

引用文獻

1) Abbott JH, et al.: Lumbar segmental instability: A criterion-related validity study of manual therapy assessment. BMC Musculoskelet Disord, 6: 56, 2005.

2) Downey BJ, et al.: Manipulative physiotherapists can reliably palpate nominated lumbar spinal levels. Man Ther, 4 (3) : 151-156, 1994.

3) Binkley J, et al.: Interrater reliability of lumbar accessory motion mobility testing. Phys Ther, 75 (9) : 786-792, discussion 793-795, 1995.

⑤ prone lumber instability test （俯臥腰椎不穩定測試）

引用文獻

1) Hicks GE, et al.: Preliminary development of a clinical prediction rule for determining which patients with low back pain will respond to a stabilization exercise program. Arch Phys Med Rehabil, 86 (9) : 1753-1762, 2005.

2) Fritz JM, et al.: Accuracy of the clinical examination to predict radiographic instability of the lumbar spine. Eur Spine J, 14 (8) : 743-750, 2005.

3) Goldby LJ, et al.: A randomized controlled trial investigating the efficiency of musculoskeletal physiotherapy on chronic low back disorder. Spine, 31 (10) : 1083-1093, 2006.

4) O'Sullivan PB: Lumbar segmental 'instability': Clinical presentation and specific stabilizing exercise management. Man Ther, 5 (1) : 2-12, 2000.

⑥ motor control test （動作控制測試）

引用文獻

1) Luomajoki H, et al.: Reliability of movement control tests in the lumbar spine. BMC Musculoskelet Disord, 8: 90, 2007.

2) Luomajoki H, et al.: Movement control tests of the low back; evaluation of the difference between patients with low back pain and healthy controls. BMC Musculoskelet Disord, 9: 170, 2008.

3) Panjabi MM, et al.: The stabilizing system of the spine. Part I. Function, dysfunction, adaptation, and enhancement. J Spinal Disord, 5 (4) : 383-389, discussion 397, 1992.

4) Panjabi MM: The stabilizing system of the spine. Part II. Neutral zone and instability hypothesis. J Spinal Disord, 5 (4) : 390-396, discussion 397, 1992.

⑦ slump test （slump 測試）

引用文獻

1) Stankovic R, et al.: Use of lumbar extension, slump test, physical and neurological examination in the evaluation of patients with suspected herniated nucleus pulposus. A prospective clinical study. Man Ther, 4 (1) : 25-32, 1999.

2) Majlesi J, et al.: The sensitivity and specificity of the slump and the straight leg raising tests in patients with lumbar disc herniation. J Clin Rheumatol, 14 (2) : 87-91, 2008.

3) Butler DS: バトラー・神経モビライゼーション 触診と治療手技, 協同医書出版社, 2000.

4) 坂井建雄 ほか監訳: 第3版 プロメテウス解剖学アトラス 解剖学 総論／運動器系, 医学書院, 2017.

⑧ straight leg raising （SLR）test （直膝抬腿測試）

引用文獻

1) 森本忠嗣: Straight leg raising test （SLR テスト）の定義の文獻的検討. 日本腰痛会誌, 14 (1) : 96-101, 2008.

2) Kerr RS, et al.: The value of accurate clinical assessment in the surgical management of the lumbar disc protrusion. J Neurol Neurosurg Psychiatry, 51 (2) : 169-173, 1988.

3) Spangfort EV: The lumbar disc herniation. A computer-aided analysis of 2,504 operations. Acta Orthop Scand Suppl, 142: 1-95, 1972.

4) Dilley A, et al.: Longitudinal sliding of the median nerve in patients with non-specific arm pain. Man Ther, 13 (6) : 536-543, 2008.

第10章　頸椎

② Spurling's test （椎間孔擠壓測試）

引用文獻

1) Tong HC, et al.: The Spurling test and cervical radiculopathy. Spine, 27 (2) : 156-159, 2002.

2) Wainner RS, et al.: Reliability and diagnostic accuracy of the clinical examination and patient self-report measures for cervical radiculopathy. Spine, 28 (1) : 52-62, 2003.

3) Spurling RS, et al.: Lateral rupture of the cervical intervertebral discs: A common cause of shoulder and arm pain. Surg Gynecol Obstet, 78: 350-358, 1944.

4) Shah KC, et al.: Reliability of diagnosis of soft cervical disc prolapse using Spurling's test. Br J Neurosurg, 18: 480-483, 2004.

③ Wright test （賴德式測試）

參考文獻

1. Peet RM, et al.: Thoracic-outlet syndrome: Evaluation of a therapeutic exercise program. Proc Staff Meet Mayo Clin, 31(9): 281-287, 1956.

引用文獻

1) Gillard J, et al.: Diagnosing thoracic outlet syndrome: Contribution of provocative tests, ultrasonography, electrophysiology, and helical computed tomography in 48 patients. Joint Bone Spine, 68 (5) : 416-424, 2001.

2) 坂井建雄: 標準解剖学, 医学書院, 2017.

④ Adson test （斜角肌壓迫測試）

引用文獻

1) Rayan GM, et al.: Thoracic outlet syndrome: Provocative examination maneuvers in a typical population. J Shoulder Elbow Surg, 4 (2) : 113-117, 1995.

2) Gillard J, et al.: Diagnosing thoracic outlet syndrome: Contribution of provocative tests, ultrasonography, electrophysiology, and helical computed tomography in 48 patients. Joint Bone Spine, 68 (5) : 416-424, 2001.

3) Ide J, et al.: Compression and stretching of the brachial plexus in thoracic outlet syndrome : Correlation between neuroradiographic findings and symptoms and signs produced by provocation manoeuvres. J Hand Surg Br, 28: 218-223, 2003.

4) 工藤慎太郎: 運動器疾患の「なぜ？」がわかる臨床解剖学. 医学書院, 2012,

⑤ Eden test（肋鎖擠壓測試）／costoclavicular test（肋鎖空間測試法）

引用文献

1) Sadeghi-Azandaryani M, et al.: Thoracic outlet syndrome: Do we have clinical tests as predictors for the outcome after surgery? Eur J Med Res, 14（10）: 443-446, 2009.
2) Rayan GM, et al.: Thoracic outlet syndrome: Provocative examination maneuvers in a typical population. J Shoulder Elbow Surg, 4（2）: 113-117, 1995.
3) Plewa MC, et al.: The false-positive rate of thoracic outlet syndrome shoulder maneuvers in healthy subjects. Acad Emerg Med, 5（4）: 337-342, 1998.
4) Marx RG, et al.: What do we know about the reliability and validity of physical examination tests used to examine the upper extremity? J Hand Surg, 24（1）: 185-193, 1999.
5) Gillard J, et al.: Diagnosing thoracic outlet syndrome: Contribution of provocative tests, ultrasonography, electrophysiology, and helical computed tomography in 48 patients. Joint Bone Spine, 68（5）: 416-424, 2001.
6) Ferrante MA: Thethoraci coutletsyndromes. Muscle Nerve, 45: 780-795, 2012.
7) Narakas AO: The role of thoracic outlet syndrome in the double crush syndrome. Ann Chir Main Memb Super, 9（5）: 331-340, 1990.
8) Urschel HC Jr, et al.: Neurovascular compression in the thoracic outlet: Changing management over 50 years. Ann Surg, 228（4）: 609-617, 1998.

⑥ Roos test（如斯測試）／elevates arm stress test（EAST，抬高手臂壓力測試）

引用文献

1) Gillard J, et al.: Diagnosing thoracic outlet syndrome: Contribution of provocative tests, ultrasonography, electrophysiology, and helical computed tomography in 48 patients. Joint Bone Spine, 68（5）: 416-424, 2001.
2) Plewa MC, et al.: The false-positive rate of thoracic outlet syndrome shoulder maneuvers in healthy subjects. Acad Emerg Med, 5（4）: 337-342, 1998.
3) Brismee JM, et al.: Rate of false positive using the cyriax release test for thoracic outlet syndrome in an asymptomatic population. J Man Manip Ther, 12（2）: 73-81, 2004.
4) 工藤慎太郎：運動器疾患の「なぜ？」がわかる臨床解剖学. 医学書院, 2012,

⑦ upper limb neuro-dynamics test（ULNT，上肢神經動力測試）

引用文献

1) Wainner RS, et al.: Reliability and diagnostic accuracy of the clinical examination and patient self-report measures for cervical radiculopathy. Spine, 28（1）: 52-62, 2003.
2) Apelby-Albrecht M, et al.: Concordance of upper limb neurodynamic tests with medical examination and magnetic resonance imaging in patients with cervical radiculopathy: A diagnostic cohort study. J Manipulative Physiol Ther, 36（9）: 626-632, 2013.
3) 坂井建雄：標準解剖学, 医学書院, 2017.

⑧ sharp-purser test（夏普－波瑟測試）

引用文献

1) Uitvlugt G, et al.: Clinical assessment of atlantoaxial instability using the sharp-purser test. Arthritis Rheum, 31: 918-922, 1988.
2) Stevens JC, et al.: Atlanto-axial subluxation and cervical myelopathy in rheumatoid arthritis. Q J Med, 40（3）: 391-408, 1971.

3) Kaale BR, et al.: Clinical assessment techniques for detecting ligament and membrane injuries in the upper cervical spine region: A comparison with MRI results. Man Ther, 13（5）: 397-403, 2007.

⑨ cervical torsion test（頸椎扭轉測試）

引用文献

1) L'Heureux-Lebeau B, et al.: Evaluation of paraclinical tests in the diagnosis of cervicogenic dizziness. Otol Neurotol, 35（10）: 1858-1865, 2014.
2) Treleaven J, et al.: Normative responses to clinical tests for cervicogenic dizziness: Clinical cervical torsion test and head-neck differentiation test. Phys Ther, 23, 100（1）: 192-200, 2020.
3) 田浦晶子：頸性めまい. Equilibrium Res, 77（2）: 47-57, 2018.
4) Hutting N, et al.: Diagnostic accuracy of premanipulative vertebrobasilar insufficiency tests: A systematic review. Man Ther, 18（3）: 177-182, 2013.

第11章　前庭

② Dix-Hallpike test（姿勢變換測試）

引用文献

1) Fife TD, et al.: Practice parameter: Therapies for benign paroxysmal positional vertigo（an evidence-based review）: Report of the quality standards subcommittee of the American Academy of Neurology. Neurology, 70（22）: 2067-2074, 2008.
2) Bhattacharyya N, et al.: Clinical practice guideline: Benign paroxysmal positional vertigo（update）. Otolaryngol Head Neck Surg, 156: S1-S47, 2017.
3) Hanley K, et al.: Symptoms of vertigo in general practice: A prospective study of diagnosis. Br J Gen Pract, 52（483）: 809-812, 2002.
4) Halker RB, et al.: Establishing a diagnosis of benign paroxysmal positional vertigo through the Dix-Hallpike and side-lying maneuvers: A critically appraised topic. The Neurologist, 14（3）: 201-204, 2008.
5) Lopez-Escamez JA, et al.: Diagnosis of common causes of vertigo using a structured clinical history. Acta Otorrinolaringol Esp, 51（1）: 25-30, 2000.

③ supine head roll test／Pagnini-McClure roll maneuver（平躺頭翻轉測試）

引用文献

1) Bhattacharyya N, et al.: Clinical practice guideline: Benign paroxysmal positional vertigo（update）. Otolaryngol Head Neck Surg, 156: S1-S47, 2017.
2) Perez N, et al.: Head-impulse and caloric tests in patients with dizziness. Otol Neurotol, 24（6）: 913-917, 2003.

骨科徒手檢測法
掌握患者功能障礙的物理治療臨床案例

出　　　　版／楓葉社文化事業有限公司
地　　　　址／新北市板橋區信義路163巷3號10樓
郵 政 劃 撥／19907596　楓書坊文化出版社
網　　　　址／www.maplebook.com.tw
電　　　　話／02-2957-6096
傳　　　　真／02-2957-6435
編　　　　輯／松村將司、三木貴弘
翻　　　　譯／龔亭芬
責 任 編 輯／陳鴻銘
內 文 排 版／洪浩剛
港 澳 經 銷／泛華發行代理有限公司
定　　　　價／900元
出 版 日 期／2024年 4 月

國家圖書館出版品預行編目資料

骨科徒手檢測法：掌握患者功能障礙的物理治
療臨床案例 / 松村將司, 三木貴弘作；龔亭芬
譯. -- 初版. -- 新北市：楓葉社文化事業有限
公司, 2024.04　面；　公分

ISBN 978-986-370-664-9（平裝）

1. 骨科　2. 徒手治療　3. 物理治療

416.6　　　　　　　　　　　113002146